Coblenzer · Muhar   ATEM UND STIMME

SCHRIFTEN ZUR LEHRERBILDUNG
UND LEHRERFORTBILDUNG

Band 13

Horst Coblenzer • Franz Muhar

Atem und Stimme

Anleitung zum guten Sprechen

11. Auflage

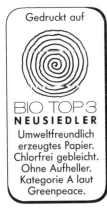

Österreichischer Bundesverlag
Wien

Horst Coblenzer: **ERFOLGREICH SPRECHEN**
Ein Kursus mit Kassetten. Österreichischer Bundesverlag, Wien

Frei zu sprechen und dabei Mut und Freude zu entwickeln, Persönliches durchklingen zu lassen, das wurde von der Erziehung sträflich vernachlässigt. Hinter dem zu stehen, was man sagt, und sich von Kopf bis Fuß auf ein Gegenüber einstellen zu können, erfordert ganzheitliches Engagement. Ins Gespräch kommen, etwas auslösen im anderen und in Bewegung setzen bedeutet mehr als nur mitteilen und informieren.

ERFOLGREICH SPRECHEN – entstanden 1987 als Erweiterung der in „Atem und Stimme" enthaltenen wissenschaftlichen Grundlagen – bietet 136 partnerorientierte und umweltbezogene Übungen. Ein Trainingsprogramm für Persönlichkeitsentfaltung und -verwirklichung durch und mit Sprache.

ISBN 3-215-**06547**-9   Lehr- und Übungsbuch mit 136 Übungen in 19 Abschnitten

ISBN 3-215-**06548**-7   Zwei Kassetten mit Hör- und Übungsbeispielen

Die zu diesem Buch gehörige *Tonbandkassette mit Übungsbeispielen* ist im Buchhandel erhältlich.
ISBN 3-215-**02334**-2

 Mit diesem Symbol sind im Buch alle Übungen gekennzeichnet, die auf Tonband aufgenommen sind.

11. Auflage, Wien 1992

Karikaturen: Winnie Jakob
Alle Rechte vorbehalten
Jede Art der Vervielfältigung, auch auszugsweise, gesetzlich verboten
© Österreichischer Bundesverlag für Unterricht, Wissenschaft und Kunst, Wien 1976
Druck: Paul Gerin, 1021 Wien
ISBN   3-215-**02040**-8

Einleitung

Gutes Sprechen ist kein Luxus und nicht nur für Schauspieler von Bedeutung. Es ist für jeden Menschen eine Frage der Gesunderhaltung der Stimmorgane und der Schlüssel zum zwischenmenschlichen Kontakt. Das Ziel der Sprecherziehung ist demnach ein wirkungsvolles Ankommen beim Zuhörer, ohne daß man sich unnütz verausgabt.
Über die Bedeutung der Stimmerziehung herrscht überall Einigkeit, hingegen wird über das Fehlen von allgemein überzeugenden Lehrmethoden geklagt. In diesem Buch wird der *Stimmgebrauch als Spezialfunktion der Atmung* aufgebaut. Die Atemführung ist der Schlüssel zu seiner Ökonomie. Es wird eine praktische Anleitung gegeben, die sich auf altes Erfahrungsgut und neue Untersuchungsergebnisse der Atem- und Stimmphysiologie stützt.
Für die Ausbildung der Stimme sollen alle wissenschaftlichen Erkenntnisse genützt werden; noch nicht genügend abgeklärte Bereiche wird der Pädagoge jedoch immer wieder mit Arbeitshypothesen überbrücken müssen. Es ist die Absicht dieses Wegweisers, das Kennen mit dem Können zu verbinden. Das kontrollierende Ohr des Lehrers kann er nicht ersetzen.
Der *erste Abschnitt* soll auf die verschiedenen Arten des Stimmgebrauchs vom akustischen Eindruck her aufmerksam machen. Im *zweiten Abschnitt* wird die Atmung beim Sprechen und Singen behandelt. Der *dritte Abschnitt* ist der Praxis gewidmet. Es werden darin zahlreiche Übungen ausführlich beschrieben. Bei der Auswahl haben die Verfasser auch an einen Selbstunterricht gedacht. Sie waren bestrebt, die *atemrhythmisch angepaßte Phonation* aufzuzeigen, ihre Bedeutung für die Ökonomie des Stimmgebrauchs und für den Kontakt herauszustreichen und darüber hinaus eine Anleitung zum (Wieder-)Erlernen dieses Stimmgebrauchs zu geben. Der Beschreibung der einzelnen Übungen sind physiologische Erklärungen beigefügt. Der *vierte Abschnitt* enthält ein physiologisches Konzept der atemrhythmisch angepaßten Phonation.

I. Über die verschiedenen Arten des Stimmgebrauchs im Alltag

1. Die Stimme als Ausdrucksmittel

„Die ganze Welt ist Bühne und alle Frau'n und Männer bloße Spieler . . ." (Shakespeare, Jacques in „Wie es euch gefällt")

Als Sozialwesen spielt jeder von uns seine Rolle in der Gesellschaft. Es gibt Spielregeln, an die sich jeder halten muß, wenn er nicht aus seiner Rolle fallen will. Das erfordert auch beim Sprechen Anpassungsfähigkeit an die jeweilige Situation. Ein Beispiel: Der Prokurist eines Unternehmens wird beim Frühstückskaffee, im Kreise seiner Familie, anders sprechen als später, mit Portier, Sekretärin, Kunden, Geschäftspartner, in der Vorstandssitzung, oder am Abend unter Freunden im Kegelklub. Täglich erfährt jeder von uns: Zum richtigen Umgang gehören der gute Ton und passende Worte. Wenn wir uns ausdrücken, *bilden Stimme und Geste dabei immer ein Ganzes.* Das lateinische „alicuius personam gerere" bedeutet „jemandes Rolle spielen, jemanden repräsentieren". Tönen (sonare) und bewegen (gerere), also Stimme und Geste, bedingen einander. Die Art, wie der Mensch sich hält, äußert und gebärdet, spiegelt sich in seiner Persönlichkeit wider. Die Herkunft des Wortes „persona" von „personare" (durchtönen) betont das Gewicht der Stimme[1].
Jede Form unserer Ausdrucksgestaltung besteht also aus Stimme und Bewegung. Die Stimme braucht Atem, und die Bewegung braucht Atem. Dieser Atem kann nicht zufällig fließen. Wir wollen aufzeigen, daß immer Beziehungen bestehen zwischen Bewegung, Atem und Stimme. Dabei kommt dem Atem, der an beiden Ausdrucksmitteln teilhat, bei der Gestaltung des Ausdrucks eine verbindende, ja beherrschende Rolle zu. Von ihm leben Tanz und Pantomime wie auch Singen und Sprechen[2].
Die Atmung ist die einzige biologische Funktion, die sowohl unwillkürlich abläuft als auch willkürlich verändert werden kann. Sie geschieht unbewußt, wie im Schlaf und sogar in der Ohnmacht, oder wird bewußt eingesetzt, wie beim Singen und Sprechen. Immer bleibt sie vielfältig verflochten mit unserer Muskeltätigkeit einerseits und dem Geistig-Seelischen anderseits. Das gilt gleichermaßen für Kurzatmigkeit durch Treppensteigen, Innehalten bei gespannter Aufmerksamkeit oder Seufzen aus Niedergeschlagenheit.
In diesem Buch wird darum die Arbeit an Muskeln und Atmung dem Bemühen um Stimme und Artikulation vorangestellt.

2. Stimme und Rhythmus

Der Vorgang des Sprechens kann in eine Reihe von Einzelkomponenten zerlegt werden. Der Lehrer muß diese Analyse beherrschen und jeweilige Fehlleistungen erkennen. Vorübergehendes Üben an Teilfunktionen, wie Atmung, Stimmerzeugung, Klang- und Lautbildung, wird später immer wieder in den gesamten Sprechvorgang eingefügt. Man könnte sagen: Alles bleibt im Licht, nur der Brennpunkt wandert.

Eine Koordination der beteiligten Systeme gelingt am besten im Rhythmus. Dieser hat eine kräftezusammenfassende und arbeitserleichternde Wirkung, die in einem steten Wechsel von Arbeits- und Erholungsphasen besteht[3]. Für die Muskeln bedeutet dies *rhythmisches Spannen und Lösen*. Viele Arbeitslieder benützten die Stimme, um beispielsweise das Segelhissen oder Ankerlichten leichter zu bewältigen. (A song is ten men on the rope!) Noch heute kennen wir das *hō rúck!* der Straßenarbeiterkolonne oder das *hōl wég!* der rudernden Kutterbesatzung. Rhythmisches Lösen der Spannung auf *rúck!* oder *wég!* gilt gleichermaßen für Ton und Bewegung. Deshalb wirkt ein Marschlied aufmunternd auf die ermüdete Truppe; so entsteht die anfeuernde Wirkung von Arbeitsliedern. Über den rationellen Einsatz der Kräfte hinaus wird auch die Stimmung gehoben.

Der Rhythmus von Bewegung und Ton ist uns vom Wiegenlied her vertraut. Schon beim Zuhören spüren wir wohltuend, wie jeder Spannung die Lösung folgt und wie sich die Kräfte zum Fortgang des Geschehens erneuern.

Zum Unterschied von solch einer *exogenen Rhythmuswirkung*, die uns hineinzieht, machen wir oft auch von *endogenen Rhythmuswirkungen* Gebrauch, zu denen wir selbst den Anstoß geben. Man denke zum Beispiel an ein Kind, das mit zunehmender Freude auf einem Schaukelpferd reitet und dazu summt. In diesem Prinzip liegt der Zugang für die Schulung. Atem, Stimme und Bewegung werden in denselben Rhythmus zusammengenommen, etwa so, wie wenn ein Küster das Glockenseil zieht und dazu singt. Im Unterrichtsaufbau soll jede isolierte Atem-, Stimm- und Artikulationstechnik ausgeschaltet werden, weil der Anfänger dabei kaum in den Rhythmus findet[4]. Der Bewegungsrhythmus, wie wir ihn etwa vom Schaukeln und Singen kennen, bietet hier den besten Zugang. Das Gefühl für rhythmisches Spannen und Lösen wird allmählich verfeinert. Aus großen Bewegungen der Körpermuskulatur werden schließlich Spannungsschwankungen, die kaum mehr ins Auge fallen, Schaukeln wird zu umspielter Balance.

Unser Anliegen ist die Schulung der Bewegungsrhythmik als Voraussetzung für jede Stimmerziehung und Stimmtherapie. Jeder kennt die

Rhythmusstörungen beim Stottern. Beim täglichen Stimmgebrauch aber sind Rhythmusmängel weit verbreitet, ohne allgemein erkannt zu werden. Solche Verstöße haben ihre Auswirkungen auf Sprecher und Zuhörer, dies ist beiden aber kaum bewußt[5]. Ein Beispiel: Oft werden viel zu viele Wörter so lange in einem Atem gesprochen, bis die Luft ausgeht und dementsprechend nach neuer Luft geschnappt werden muß. Hier liegt, nach dem Ergebnis von Untersuchungen, die die Verfasser angestellt haben, eine der Hauptursachen für die Erschöpfung des Sprechers und für den Konzentrationsmangel beim Zuhörer.

3. Woran erkennt man vorteilhaft-ökonomisches und nachteilig-unökonomisches Sprechen?

Ökonomische Stimmleistung

Als Zuhörer haben wir an den Sprecher eine Reihe von Wünschen. Wir möchten ihn akustisch verstehen und seinen Worten folgen können. Dazu bedarf es einer deutlichen Artikulation, einer tragfähigen Stimme und vor allem einer Gestaltungsweise, die mitreißt, vielleicht sogar ergreift, jedoch keinesfalls ermüdet oder gar belastet. Ein Beispiel für solches Gestalten ist die Verteidigungsrede des Sokrates, gesprochen von Werner Kraus (Decca LT 6542). Beim Zuhören achte man besonders auf den starken Rhythmus des Redners, in den man geradezu hineingezogen wird.

Wenn wir die Qualität des Stimmgebrauchs beurteilen wollen, haben wir in erster Linie auf die *Ökonomie* zu achten. Die Stimmleistung bezeichnen wir dann als ökonomisch, wenn die erwünschte Wirkung ohne Kraftverschwendung erreicht wird. Dabei stehen Bereitstellung und Verbrauch der Atemluft im Vordergrund. Hier ist die Ökonomie meßbar[6]. Die Stimme soll in jeder Situation tragfähig bleiben und den Kontakt zum Hörer aufrechterhalten. Die verschiedenen Qualitäten des Stimmgebrauchs sind hörbar. Die gesunde wie die kranke Stimme werden vom Fachmann nach dem akustischen Eindruck beurteilt. Wir haben mit der Schallplatte ein Beispiel vorangestellt, das unsere Forderung nach Ökonomie und Kontakt beim Sprechen erfüllt. Um diese Qualitäten voll ermessen zu können, ist es notwendig, erst einmal die häufigsten Verstöße dagegen zu kennen.

Unökonomische Stimmleistung

Auf die schweren organischen Stimmerkrankungen kann hier nicht eingegangen werden. Sie sind Gegenstand einschlägiger medizinischer

Fachbücher. Unser Anliegen ist es, auf jenen fehlerhaften Stimmgebrauch aufmerksam zu machen, der uns täglich begegnet. Personen, die diese Fehler machen, klagen meistens über Anfälligkeit für Katarrhe der Luftwege, schnelles Ermüden, Heiserkeit und sind der Meinung, es handle sich um unabwendbare Folgen des Stimmberufs, ja um eine Art Berufserkrankung. Eine zusätzliche Angst vor stimmlichem Versagen führt zu vermehrter Anstrengung, wodurch sich der Zustand noch verschlimmert. Die Folge davon ist schließlich eine falsche Schonhaltung; anstelle des zu forcierten Stimmgebrauchs wird der Ton jetzt in zuviel Luft eingepackt, sodaß die Stimme „verhaucht" klingt. In den meisten Fällen findet man sich zuletzt damit ab, ein Halsleiden zu haben, und nimmt regelmäßig ärztliche Behandlung und Kurmittel in Anspruch. Vom „Recht auf Krankheit" wird häufig Gebrauch gemacht. Nur selten setzt sich die Einsicht durch, daß die Ursache keineswegs in einer minderwertigen Anlage und den empfindlichen Schleimhäuten liegt, sondern auf einen falschen, unökonomischen Gebrauch der Stimme zurückgeht[7].

Beim Sprechen unterscheiden wir folgende *Hauptfehler,* die selten für sich allein auftreten:
- *nachlässige oder übertriebene Artikulation*
- *Verschlucken der Endsilben*
- *mangelnde Abstimmung von Mimik und Gestik beim Sprechen*
- *Verhauchen*
- *Pressen*
- *offenes Näseln*
- *Knödeln*
- *zu hohes oder zu tiefes Sprechen – mangelndes Pendeln der Sprechmelodie um die Indifferenzlage*
- *die Art, lauter oder nachdrücklicher zu werden*
- *modeabhängiger Stimmgebrauch*
- *mühsame und geräuschvolle Atmung*

Die angeführten Fehler werden im folgenden so weit beschrieben, daß sie vom aufmerksamen Zuhörer erkannt werden können. Der Atmung wird dabei ein besonders breiter Raum gewidmet.

Nachlässige Artikulation

Es handelt sich dabei um jenes „maulfaule Nuscheln", das die Vernehmbarkeit erschwert. Das Publikum reagiert gewöhnlich mit dem Zuruf „Bitte lauter!". In vielen Fällen lesen wir von der Mimik des Sprechers ab, was unserem Ohr entgeht. Dies ist aber nur dort möglich, wo deutliches Artikulieren an der Mimik sichtbar wird. Die Beobachtung der Mundpartie verrät, mit welcher Qualität die Konsonanten und Vokale geformt werden. Wie oft werden alle Vokale mit unverändert flachen Lippen und einer schmalen Mundöffnung gebildet! Dem entspricht wieder ein zu kleiner Mundinnenraum mit einer mangelhaften Lautbildung. So wird beispielsweise der Klangunterschied von a und o umso größer, je mehr Mundöffnung und Lippenspannung differieren. Auch bei den Konsonanten wird die Qualität sichtbar, und das gilt nicht nur für den Lippenbereich (m, b, p, w). Ausmaß und Art der Beweglichkeit von Lippen, Wangen, Ober- und Unterkiefer und die Lebendigkeit des Gesichtsausdrucks geben stets einen Hinweis auf die entsprechenden Bewegungsverhältnisse im Mund- und Rachenraum.

Übertriebene Artikulation

Atem-, Stimm- und Artikulationstechnik wurden in der Sprecherziehung oft gesondert geübt. Auf diese Weise verfiel die deutliche Aussprache längere Zeit einem isolierten Drill, und frisiertes Schönsprechen war die Folge. Eine derart silbenstechende Überbetontheit des Sprechtechnikers hatte zur Folge, daß der Laie heute noch den Begriff „Sprecherziehung" mit dem Beigeschmack theatralisch gespreizter Unnatürlichkeit verbindet[8].

Verschlucken der Endsilben

Es war ein verständliches Bestreben, den Manierismus in der Artikulation abzubauen. Der Reformwille schoß aber über das Ziel der gewünschten Natürlichkeit hinaus und landete oft in einem Sprachschlendrian. Anstelle der Überbetonung trat ein Verschlucken der Endsilben, das sogenannte maulfaule Nuscheln. Zum Beispiel wurde aus *Leben Lebn* und zuletzt nur noch *Lem;* aus *Guten Morgen* wurde *Gutn Morgn* und dann bloß noch *Gumoin* usw. Die Lippen bleiben hierbei nahezu unbewegt, und der Vokal wird von ihnen mangelhaft „umgriffen". Demgegenüber hört man oft Bemühungen, die an jene frühere, unbeholfene Schulkindbetonung, wie *Lebän* und *gebän,* erinnern, die wir als Extreme vom Gedichtaufsagen her kennen[9].
Im praktischen Teil wird gezeigt werden, wo die Mitte zu suchen ist und wie man sie findet. Das Ziel soll jedenfalls eine Artikulationsweise sein, die leicht vernehmbar und glaubwürdig ist.

Mangelnde Abstimmung von Mimik und Gestik beim Sprechen

Wie in den einleitenden Worten über die Ausdrucksgestaltung bereits erwähnt worden ist, bilden Stimme und Geste immer ein Ganzes, wobei dem Atem die verbindende, ja beherrschende Rolle zukommt. Wenn es an dieser Koordination mangelt, dann werden Mimik und Gestik ausdruckslos flach oder fratzenhaft posierend. Alle derartigen Entgleisungen sind unschwer zu erkennen und bedürfen keiner näheren Beschreibung.

Verhauchen

Bei der verhauchten Stimme hört man den Luftstrom heraus, dadurch klingt sie „überlüftet" bis heiser. Für den Erkennungstest eignet sich am besten das a. Man hält diesen Vokal in mittlerer Stimmlage eine Weile und drängt dabei einmal ganz bewußt Luft durch den Kehlkopf. So hört man deutlich das Strömungsgeräusch der Luft. Die Stimme kann nicht mehr tragen. Das Bemühen, lauter zu werden, verstärkt nur den Fehler. Auch bei den Konsonanten kann an ihren Bildungszonen, den Hemmstellen für den Atemstrom, verhaucht werden. Damit kommt es gleichzeitig zu mangelnder Artikulation und zum Verschlucken der Endsilben. Besonders deutlich hört man das Verhauchen beim Einsetzen der Stimme. Wer verhaucht, ist meist genötigt, vor jedem neuen Einsatz tief Luft zu holen, wodurch der Fehler verstärkt wird. Das Verhauchen ist oft Ausdruck einer bewußten oder unbewußten Schonhaltung nach stimmlicher Überanstrengung. Die Stimmorgane werden jedoch auf diese Weise nicht geschont, es wird nur ein Fehler gegen einen anderen ausgetauscht.

Pressen

Von Pressen sprechen wir dann, wenn sich die Stimme hart, knarrend oder sogar gequetscht anhört. Man merkt deutlich die Anstrengungen, die für den erhöhten Atemdruck unter der „abgeschnürten" Kehle aufgewendet werden. Im Extremfall sieht man beim Sprecher einen roten Kopf, herausquellende Augäpfel und am Hals die Verspannung der Muskeln sowie die gestauten Venen. Der Stimmeinsatz ist unangenehm hart. Ein derart ungemäßer Kraftaufwand behindert das freie Muskelspiel im Kehlkopf und schädigt die Organe. Wer mit der Stimme lauter oder nachdrücklicher werden will, kommt leicht in Gefahr, zu pressen. Das gilt besonders für die Kommandosprache und die öffentliche Rede. Im praktischen Teil werden Anleitungen gegeben, wie Stimmvolumen und Eindringlichkeit auf ökonomische Weise erreicht werden können.

Offenes Näseln

Unter offenem Näseln verstehen wir jene affektierte Sprechweise, bei der die Nasenresonanz deutlich vermehrt ist. Die Vokale klingen dabei gedämpft. Man findet dies vielfach bei gekünstelter Vornehmheit, als vermeintliches Gestaltungsmittel für gewisse Stimmungen und auch als Ausgleichsfunktion nach Überanstrengung der Stimme. Eine einfache Probe gibt Auskunft darüber, ob Näseln vorliegt. Man spricht abwechselnd die Vokale a und i. Dann hält man sich im Sprechen mit Zeigefinger und Daumen die Nase zu. Normalerweise klingen a und i bei offener wie bei geschlossener Nase nahezu gleich. Bei offenem Näseln hingegen klingen a und i mit Verschließen der Nase viel dumpfer. Offenes Näseln, das durch organische Veränderungen im Nasen-Rachen-Raum verursacht wird, und gleichermaßen bedingtes geschlossenes Näseln, wie etwa beim Stockschnupfen, bleiben von uns unberücksichtigt.

Knödeln

Die Bezeichnung gibt den akustischen Eindruck ohne weiteres wieder. Beim Knödeln klingt die Stimme so, als hätte man eine heiße Kartoffel oder eben einen Knödel auf dem hinteren Teil der Zunge liegen. Dadurch kommt eine „halsige" Stimme zustande. Die Vokale hört man „kehlig", wie beim Gurgeln. Derartiges Knödeln ist auf jeden Fall als Fehler anzusehen. Bei einzelnen Mundarten, wie im Rheinland oder in Tirol, werden die hinteren Artikulationszonen bevorzugt. Damit wächst gerade dort die Gefahr einer Neigung zu dieser „halsigen" Sprechweise.

Zu hohes oder zu tiefes Sprechen – mangelndes Pendeln der Sprechmelodie um die Indifferenzlage

Viele Menschen sprechen, sobald sie nur etwas aufgeregt sind, viel zu hoch. Das kann im Extremfall bis zum Überschlagen der Stimme führen. Solches Sprechen strengt an und zieht auch den Zuhörer in Mitleidenschaft. Anderseits kann man beobachten, daß manche Menschen, wenn sie ihrer Aussage besonderen Nachdruck verleihen wollen, viel zu tief sprechen. Zwischen den erwähnten Extremen liegt die individuell günstigste Stimmlage, die sogenannte *Indifferenzlage*. Sie befindet sich im unteren Drittel unseres gesamten Stimmumfangs. Man findet sie am leichtesten mit einem Summton, den man auf *hm* ganz zwanglos vor sich hin brummt. Die Spanne zwischen der Höhe und der Tiefe, in der man noch bequem summen kann, entspricht dem jeweils ökonomischen Stimmumfang beim Sprechen. Das Auf und Ab der Stimme soll um die Indifferenzlage pendeln. Man muß heraushören lernen, ob ein Sprecher im ökonomischen Bereich seines Stimmumfangs bleibt und wieweit er die Sprechmelodie als Ausdrucksmittel verwendet. Danach wird man dann unterscheiden, ob monoton-langweilig oder lebendig-melodiös gesprochen wird. Man wird auch merken, ob jemand ständig zu hoch und an der Grenze des „Gicksens" spricht oder ob er gewaltsam alles in einem „Brustton der Überzeugung" sagt. Man wird sogar hellhörig dafür, aus der Stimme auf die jeweilige Stimmung des Sprechenden zu schließen[10].

Die Art, lauter oder nachdrücklicher zu werden

Wir müssen heraushören lernen, wie jemand mit seiner Meinung stimmlich durchzudringen versucht. Man muß dabei unterscheiden, ob mit zunehmender Ausdruckssteigerung alle Kraft direkt in das Erfolgsorgan Kehlkopf gepreßt wird oder ob das Engagement auf alle Ausdrucksfaktoren in gleicher Weise verteilt ist, das heißt von der Gesamtpersönlichkeit geleistet wird. Im ersten Fall klingt die Stimme gepreßt und plärrend, im zweiten hingegen nimmt ihre Tragfähigkeit zu. Ein solches Lauterwerden ist eindringlicher, auch ohne hörbare und sichtbare Zeichen von Überanstrengung. Der Weg zu dieser Einstellung wird ebenfalls im Übungsteil beschrieben.

Modeabhängiger Stimmgebrauch

Zu einer lebendigen Sprache gehören auch zeitbedingte Besonderheiten des Stimmgebrauchs. Sie werden häufig durch Künstlerpersönlichkeiten von Theater, Film oder Showgeschäft als eigener Stil kultiviert und von Kopisten verbreitet. Dazu zählen: ein besonderes Verhauchen der Stimme als vermeintlicher Ausdruck von Sinnlichkeit, Näseln als vermeintliche Vornehmheit, eine rauhe, heisere Stimme als vermeintliche Urwüchsigkeit, Nuscheln als vermeintlich lockere Natürlichkeit, hörbares Luftschnappen vor jedem Stimmeinsatz, um das Gesagte vermeintlich interessanter zu machen. Ein derartiger Stimmgebrauch kann durchaus publikumswirksam sein, ja manch einem gelingt es, sogar sein Lispeln zum persönlichen Charme zu machen. Für die Ausbildung der Stimme, die sich immer an der Ökonomie zu orientieren hat, dürfen derartige Phänomene aber nicht zum Leitbild werden.

Mühsame und geräuschvolle Atmung

Zu den Beurteilungskriterien der stimmlichen Leistung gehört auch die Atmung. Eine alte Forderung heißt: Man muß mühelos, geräuschlos und schnell zu Luft kommen und ihren Verbrauch beim Sprechen und Singen sparsam regeln. Das Ziel war immer, einen langen Atem und eine tragfähige Stimme zu erreichen[11]. Grundsätzlich läßt sich sagen: Gut geatmet wird dann, wenn man nichts davon hört und sieht.
Die häufigsten Fehler sind: Viele Menschen schnappen geräuschvoll

nach Luft, auch wenn sie nur ein einziges Wort zu sagen haben, oder sie sprechen beispielsweise viel zu viele Wörter in einem Atem und damit viel länger, als der Luftvorrat reicht, sodaß die letzten Silben nur mehr mit Mühe herausgepreßt werden können. Die Folge davon ist wieder ein tiefes, geräuschvolles Luftholen, sogar unter Hochziehen der Schultern, damit das Ganze wieder von vorn beginnen kann[12]. Dieses Geräusch beim Einatmen verrät deutlich, daß der Luftstrom behindert ist. Normalerweise weichen nämlich die Stimmlippen[13] beim Einatmen weit auseinander, und die Atemluft kann mühelos und unhörbar durch die Stimmritze einströmen. Das Geräusch verrät, daß eine übermäßige Sprechspannung des Kehlkopfes auch in den Pausen verbleibt. Diese Verkrampfung merken wir gleichzeitig an Gesicht und Hals. Luftschnappen vor dem Stimmeinsatz ist unnötig und schadet. Darüber hinaus achten wir darauf, wieviel der Sprecher gewöhnlich in einem Atem sagt. Dabei zeigt sich, wie manch einer unter Zeitdruck in Gefahr gerät, viel mehr in einem Atem zu sagen, als ihm zuträglich ist.

Literaturhinweise und Anmerkungen

[1] *Reich*, W.: Historische und ästhetische Grundlagen der Stimmkunst. In: Ciba-Symposium, Bd. 122, Basel 1951.
[2] *Klages*, L.: Grundlegung der Wissenschaft vom Ausdruck, Leipzig 1936.
[3] *Bünner*, G., und *Röthig*, P.: Grundlagen und Methoden rhythmischer Erziehung, Stuttgart 1971.
[4] *Aderhold*, E.: Sprecherziehung des Schauspielers, Berlin 1963.
[5] *Coblenzer*, H.: Die Bedeutung des Atemrhythmus für den sprachlichen Ausdruck des Schauspielers, Diss. Wien 1970.
[6] *Muhar*, F.: Vorzüge einer atemrhythmisch angepaßten Phonation. In: Monatsschrift für Ohrenheilkunde und Laryngo-Rhinologie, 104. Jg., Heft 2, 1970.
[7] *Gundermann*, H.: Die Berufsdysphonie, Leipzig 1970.
[8] *Gerathewohl*, F.: Richtiges Deutschsprechen, Heidelberg 1955.
[9] *Kuhlmann*, W.: Sprache als Bestand und Vollzug, Freiburg im Breisgau 1959.
[10] *Moses*, P.: Die Stimme der Neurose, Stuttgart 1956.
[11] *Krumbacher*, A.: Die Stimmbildung der Redner im Altertum bis auf die Zeit Quintilians, Paderborn 1921.
[12] *Coblenzer*, H.: Der Atemrhythmus der Sprechstimme. In: Folia phoniatrica 17, 1965, S. 58–70.
[13] Die Begriffe *Stimmlippen* und *Stimmbänder* werden im Alltag synonym verwendet. Korrekt ausgedrückt ist das Stimmband der freie sehnige Rand der Stimmlippe. Die Steuerung der Bewegung erfolgt über den muskulären Teil der Stimmlippe.

II. Die Ökonomie der Atmung beim Stimmgebrauch

1. Luftverbrauch bei der Phonation

Für die Qualität eines Tones ist nicht entscheidend, daß viel Atemluft zur Verfügung steht, sondern vielmehr, daß die vorhandene Luft optimal in Schwingung gebracht wird. Ein gutes Beispiel dafür ist die Lerche. In ihrem Brustkorb ist nur eine kleine Menge Luft, die sogar während des Fluges noch ausreicht, um die Stimme weithin schallen zu lassen.
Der Luftverbrauch für Singen und Sprechen ist mehrfach gemessen worden[1]. Dabei wurden die *Minimallufttheorie* von Paul *Bruns*[2] und die alte stimmpädagogische Erfahrung bestätigt, wonach eine vor dem Munde des Sängers brennende Kerze nicht flackern darf[3]. Es hat sich gezeigt, daß beim klangdichten Halten von Vokalen weniger Luft verbraucht wird als bei ruhiger Atmung. Das gleiche gilt für die korrekte Bildung von Konsonanten. Wozu also das Luftholen, wenn nur so wenig Luft gebraucht wird?

2. Das Atmen zu Beginn der Phonation

Die Erfahrung lehrt, daß uns die meisten Sprechsituationen zuviel Luft bescheren, denn jede nervliche Belastung, die geringste Aufregung, aber auch gespannte Aufmerksamkeit fördern die Einatmung. Es besteht also vor Sprechbeginn eher die Gefahr, durch übermäßige Luftfüllung der Lunge belastet zu sein.
Ein Beispiel für das Gesagte: Beim einfachen Kopfrechnen erleben wir schon in der Grundschule, daß viele Kinder vor dem Sprechbeginn auffallend nach Luft schnappen. Analysieren wir einmal die Reaktion auf die einfache Frage „Wieviel ist drei mal drei?". Im Eifer, rasch zu antworten, wird bei offenem Mund und mit hochgezogenen Schultern Luft hereingerissen. Der Geist muß also die Aufgabe bei voller Brust und mit angehaltenem Atem bewältigen. Aus dem Zustand dieser Klemme heraus wird die Antwort gepreßt. Im Turnunterricht erscheint es dagegen selbstverständlich, darauf zu achten, daß der Atem immer „frei durchgeht". Gleiches sollte aber für jeden Unterricht gelten[4]. Im Falle unseres Rechenbeispiels heißt das: Der Lehrer stellt die Frage „Wieviel ist drei mal drei?" und achtet dabei darauf, daß die Schüler während des Nach-

denkens den Atem niemals anhalten, sondern durchgehen lassen, und zwar so selbstverständlich wie beim Turnen. Nach angemessener Zeit wird die Aufgabe geistig bewältigt sein. Der Lehrer achtet jetzt darauf, daß die Antwort ohne ein vorheriges Luftholen gegeben wird. Nur so kommt sie deutlich heraus, ohne Klemmen und ohne Pressen. Bis der skizzierte Vorgang in der gewünschten Weise abläuft, darf kein Leistungsdruck ausgeübt werden. Gewöhnlich sind es nicht die schwachen Schüler, sondern die besonders ehrgeizigen, die zu dem beschriebenen Fehlverhalten neigen. Sie können aber die gestellte Aufgabe – trotz angehaltenen Atems – schaffen, schwächere Schüler hingegen versagen unter solchen Bedingungen. Nach Auffassung der Verfasser haben die Schüler auf lange Sicht mehr Vorteile, wenn der Lehrer in dieser Entwicklungsphase keine schnellen Lösungen, die auf Kosten der Ökonomie gehen müssen, verlangt.

Untersuchungen haben gezeigt, daß ein Luftholen vor dem Sprechbeginn in jeder Hinsicht unökonomisch ist, ja sogar belastend wirkt[5]. Das gilt in jedem Falle, ob es nun dem Sprecher bewußt ist oder ob es ihm nicht einmal auffällt. Schlechte Vorbilder oder Überforderung in der Phase der Umweltprägung (3.–7. Lebensjahr) sind die Hauptursachen für diese Sprechweise. Die Verfasser sind der Überzeugung, daß unökonomisches Sprechen sogar an der Entstehung sogenannter vegetativer Störungen wesentlichen Anteil hat. Verbreitete Symptome, wie zum Beispiel Konzentrationsmangel, Nervosität, Abgeschlagenheit, unbestimmte Herzbeschwerden und Kreislaufregulationsstörungen, bringt kaum ein Erwachsener mit seinem unökonomischen Stimmgebrauch in Zusammenhang. Wie sich aber die erwähnten vegetativen Störungen bis zum Sprechen hin auswirken, so läßt sich umgekehrt durch Sprecherziehung auch das vegetative Nervensystem günstig beeinflussen. Es muß also der weitverbreiteten Meinung entgegengetreten werden, daß vor dem Reden oder Singen erst Luft geholt werden müsse. In jeder Lunge ist schon in der Ausgangsposition genügend Luft vorhanden, um damit das Sprechen oder Singen zu beginnen.

3. Sprechen und Singen im Bereich der Atemmittellage

Die Atemmittellage ist für den gesamten Ablauf des Sprechvorgangs von großer Bedeutung, weshalb sie in diesem Abschnitt ausführlich behandelt werden soll. Die Abbildung veranschaulicht die Luftverhältnisse in der Lunge. Das Auf und Ab um die Mitte entspricht der Ruheatmung.

Die gedachte Linie, auf die die einzelnen Atemzüge während der Ruheatmung immer wieder zurückfinden, bezeichnet man als *Atemmittellage.* Hier pendelt sich die Atmung im Gleichgewicht zwischen den in- und exspiratorischen Kräften immer wieder ein, und zwar ganz ohne unser Zutun. Von dieser Mittellage kann man willkürlich ganz ausatmen und auch über die Ruheatmung hinaus tief einatmen. Jene Luftmenge, die nach maximaler Ausatmung in die Lungen eingesogen werden kann, heißt *Vitalkapazität.* Um Mißverständnisse zu vermeiden, sei unterstrichen, daß die Atemmittellage nicht dem Mittelwert zwischen maximalem Ein- und Ausatmungsvolumen entspricht, sondern der Balance zwischen den Kräften, die jeweils für die Ein- bzw. Ausatmung verantwortlich sind. Die Mittellage ist demnach nicht starr, sondern verschiebt sich nach oben oder nach unten, je nachdem, wie der Mensch liegt, sitzt oder steht. In schlampiger Haltung ist sie zum Beispiel viel tiefer als bei guter, aufrechter Haltung. Auch die psychische Verfassung ändert die Atemmittellage. Kommt dazu eine Steigerung der Aufmerksamkeit im Sinne *geistiger Zuwendung,* dann wird die Atemmittellage dadurch noch weiter angehoben. Für den Beginn des Sprechens oder Singens bedeutet dies: Mit dem Einnehmen einer entsprechenden Haltung und der Einstellung auf den Partner kommt man allein durch die Erhöhung der Atemmittellage spontan zu soviel Luft, wie zum Sprechen nötig ist.

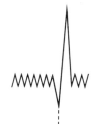

Beim Singen ist geräuschvolles Luftholen verpönt. Hier braucht man aber besonders die erhöhte Atemmittellage. Daher hilft man sich im Unterricht mit der Forderung, der Schüler möge sich beim Einnehmen der Ausgangsposition vorstellen, er würde den Duft einer Rose aufnehmen. Auch hierbei handelt es sich um das Zuhilfenehmen von Haltung und Zuwendung zum Erreichen einer erhöhten Atemmittellage. Der gewünschte Effekt kann aber nur dann erreicht werden, wenn sich der Schüler tatsächlich voll auf Haltung und Zuwendung einstellt und nicht auf Nase und Luftstrom achten muß. Es besteht ein entscheidender Unterschied zwischen Luftholen, also einem willkürlichen Einsaugen von Luft, und einem Zu-Luft-Kommen, also einem Atemgewinn, der sich ganz von selbst einstellt. Beim Luftholen trifft man selten das richtige Quantum, der fließende Atem wird plötzlich blockiert, man fühlt sich bedrängt und hat nur das eine Bedürfnis, die Luft bald wieder loszuwerden. Ein solcher Ausatmungszwang belastet und macht die Stimmgestaltung unfrei[6].

Ein Atemgewinn hingegen, der sich von selbst einstellt, ist immer entsprechend dosiert, der fließende Atem wird nicht blockiert, daher fühlt man sich auch nicht bedrängt und muß nicht unter dem einengenden Ausatmungsdruck gestalten[7].

4. Die rhythmische Gliederung der Phonation

Auch hier geht es darum, Ohr und Auge für bestehende Unterschiede bei anderen zu schärfen und ein Gespür für die unterschiedlichen Begleitempfindungen im eigenen Körper zu entwickeln[8]. Wir müssen lernen, sofort zu bemerken, wenn jemand vor jedem Sprechabschnitt nach Luft schnappt oder mehr Wörter in einem Atem sagt, als ihm zuträglich ist. Dabei wird nämlich entschieden mehr Luft verbraucht, als spontan ergänzt werden kann. Immer wenn man Luft holt oder zu viele Wörter in einem Atem spricht, entfernt man sich unerwünscht weit von der Atemmittellage. Bei der rhythmischen Gliederung in einzelne Phonationsabschnitte soll also der Bereich der Atemmittellage erhalten bleiben.

Dafür ein Beispiel: Jemand soll von 1 bis 25 zählen; er kann das auf verschiedene Weise tun. Gewöhnlich besteht der Ehrgeiz, in einem Atem ganz durchzuzählen. Den wenigsten gelingt dies. Die Folge davon ist, daß die Luft beim Zählen immer knapper wird. Das Sprechen wird dadurch undeutlich und zuletzt auch mühsam. Das Wohlgefühl, das im Bereich der Atemmittellage gegeben ist, geht auf diese Weise verloren. Weil die Aufgabe dennoch bewältigt werden soll, muß erst einmal tief Luft geholt werden, und dies geschieht mit allen schon erwähnten Nachteilen. Der Lehrer, der diese Aufgabe stellt, hat aber doch gewiß nicht im Sinn, die Atemfunktion des Schülers zu prüfen.

Man ist heutzutage bemüht, Überforderungen auf allen möglichen Gebieten zu vermeiden. Dabei sollte die Ökonomie des täglichen Stimmgebrauchs im Vordergrund stehen. Schon frühzeitig könnte darauf geachtet werden, daß jeder nach seinem Vermögen zählt, gleichgültig, ob er nun bei 3, 5 oder 7 absetzt. Hier wird ja nur die Rechenaufgabe bewertet, folglich soll der Weg zu ihrer Lösung nicht belastend, sondern so ökonomisch wie nur möglich sein. Das gilt sowohl für das Hersagen des Einmaleins als auch für das Aufsagen von Gedichten.

Schon im Kindergarten soll auf die Atemeinteilung beim Sprechen geachtet werden. In der Gruppe wird man kurze Absätze bevorzugen. Ein Beispiel dafür ist der einfach gesungene Kinderreim *Es geht ein Bi-Ba-Butzemann in unserm Kreis herum*. Hier könnte man die Kinder anleiten, den ganzen Reim in einem Atem herunterzuleiern. Dieser Reim erlaubt aber auch ein silbenweises Absetzen, er bietet dies geradezu an. Das spürt man umso mehr, wenn man zu jeder Silbe begleitend klatschen läßt. Außer diesen beiden Extremen ist jede rhythmische Gliederung des Reimes möglich. Man könnte nun auch im Schunkeln mehrere Silben zu einem Melodiebogen zusammenbinden, etwa *Es géht^v ein Bí^v-Ba-Bú^{v}tzemánn^v in ún^{v}srem Kréis^v herúm^v*[9]. Dabei würde jambenartig jede zweite Silbe betont.

Bei diesen Übungen kann jeder das unterschiedliche Körperempfinden an sich selbst nachprüfen. Das Herunterleiern in einem Atem führt immer zu Luftknappheit und Beklemmung. Wird jedoch rhythmisch abgesetzt, so geht die Luft nie aus, und man fühlt sich wohl. Auf diese Weise zu singen, ist gesund.

Ein weiteres Beispiel: Beim Aufsagen des Gedichtes „Der Postillion" von Nikolaus Lenau passiert übereifrigen Schülern gewöhnlich folgendes: Sie ziehen die Schultern hoch, schnappen hörbar nach Luft und sprudeln so lange den Text heraus, bis alle Luft ausgegangen ist und mit rotem Kopf, hervorgetretenen Augäpfeln, gestauten Halsvenen wieder tief geschöpft werden muß, damit der Krampf von vorn beginnen kann. Atem- und Textportionen waren dabei folgendermaßen:
Luftholen – *Lieblich war die Maiennacht, Silberwölklein flogen* – Luftschnappen – *ob der holden Frühlingspracht freudig hingezogen* – Luftschnappen.

Unter solchen Umständen besteht die Gefahr, daß das Lernen von Gedichten zur reinen Gedächtnisübung wird. Manche Lehrer fragen den Text ab und geben sich oft mit dem Auswendiggelernten allein zufrieden. In unserem Beispiel wäre es statt dessen angezeigt, sich an die Zeilen des Dichters zu halten:
Beginn, also ohne Luftholen, aus der Atemmittellage heraus: *Lieblich war die Maiennacht* – absetzen, dann aus der Atemmittellage heraus weiter – *Silberwölklein flogen* – absetzen und wiederum aus der Atemmittellage heraus – *ob der holden Frühlingspracht* – absetzen, aus der Atemmittellage weiter – *freudig hingezogen.*

So gegliedert, läßt sich das Gedicht viel müheloser bewältigen. Man wird niemals außer Atem kommen. Hierin liegt auch der entscheidende Vorteil für die Artikulation, weil man unter Atemnot nicht korrekt artikulieren kann. Die Endsilben leiden am meisten, denn sie werden undeutlich und kraftlos. Als Richtschnur gilt: Je kürzer die Phrase ist, desto leichter fällt die Gestaltung. Das trifft für jeden Redner zu. Um sich vom Bereich der Atemmittellage nicht zu weit zu entfernen, muß er vor allem die Länge der Textabschnitte seinen Atemmöglichkeiten anpassen. Das bedeutet also, daß man sich beim Reden an das Tempo der gewöhnlichen Ruheatmung hält. Das kann individuell verschieden und je nach Situation einmal langsamer und ein anderes Mal schneller sein. So ist es möglich, daß eine ausgeglichene Person in ruhiger Situation nur 4 bis 6 Atemzüge pro Minute hat. Beim nervösen Menschen in hektischer Situation kann es jedoch zu 30 und mehr Atemzügen pro Minute kommen. Das heißt aber, daß im ersten Fall (6 Atemzüge pro Minute) ein derartiger Atemvorgang $60/6 = 10$ Sekunden dauert. Im zweiten Fall hingegen, bei 30 Atemzügen pro Minute, dauert ein Zyklus nur $60/30 = 2$ Sekunden. Wenn man einen ökonomischen Stimmgebrauch erzielen, also im

Bereich der Atemmittellage verbleiben will, so darf man im ersten Fall 10 Sekunden lang in einem Atem sprechen, im zweiten Fall hingegen nur 2 Sekunden lang. Ein Überziehen dieser Zeit ist gleichbedeutend mit einem Entfernen von der Mittellage und löst alle damit verbundenen Nachteile aus.

Es bedarf keiner Stoppuhr, um sich auf die wechselnden Gegebenheiten einzustellen. Wenn die Atembalance verlorengeht, so spürt man zuerst eine Beengtheit im Hals- und Brustbereich. Dieses erste Warnsignal kann in der Eile, das heißt, wenn man bewußt oder unbewußt hastet, übergangen werden. Man kann es, ähnlich wie das Hungergefühl, eine gewisse Zeit überspielen, jedoch nicht auf die Dauer. Diese Anzeichen verdienen im Gegenteil ganz besondere Aufmerksamkeit. Wir müssen sogar ein Kontrollempfinden dafür entwickeln. Erst dann kann das jeweilige Spannungsempfinden zum Maß für die zeitliche Gliederung der Phonation werden. Jemand, der kurzatmig ist, muß diesem Umstand Rechnung tragen und in entsprechend kurzen Absätzen phonieren. Das Gegenteil davon ist meist der Fall. Personen mit kurzem Atem neigen dazu, viel zu viele Wörter hastig in einem Atem durchzusprechen. Von diesen Menschen darf man niemals lange Phrasen verlangen. Nun gibt es berufliche Anforderungen, die einen langen Atem verlangen, wie zum Beispiel bei Sängern und Schauspielern, wo Komponist und Dichter bzw. Dirigent und Regisseur eine bestimmte Phrasen- oder Zeilenlänge vorgeben. Hier muß eine Schulung, die auf individuelle Möglichkeiten Rücksicht nimmt, einsetzen. Die Regel lautet: Lange Phrasen sind nichts für Anfänger. Erst durch Training kann mancher über seine anfänglichen physiologischen Grenzen hinauswachsen. Also: keine Gewaltanwendung bei der Bewältigung von langen Phrasen!

Die hier empfohlene Einteilung des Sprechens und Singens berücksichtigt beim Gliedern stets den Atem. Weil dabei der individuelle Atemrhythmus für die Gliederung der Phonation entscheidend ist, sprechen wir von einer atemrhythmisch angepaßten Phonation. Es handelt sich dabei nicht um eine besondere Methode oder Technik. Diese Phonation kann man bei Personen aller Bildungsgrade, unabhängig von Alter und Herkunft, immer wieder hören, am reinsten bei sogenannten naturverbundenen Menschen. Auf Grund praktischer Erfahrungen und experimenteller Untersuchungen müssen wir hierin die physiologische Art des Stimmgebrauchs sehen. In ihrer Vollendung ist die atemrhythmisch angepaßte Phonation durch ein Höchstmaß an Ökonomie und Kontakt ausgezeichnet. Die wesentlichen Faktoren, die dabei zusammenspielen, sind: optimale Koordination von Atmung, Stimme, Artikulation und Gestik, optimale Umwandlung von Atemluft in Klang, Beginn mit der Sprechabsicht aus der Atemmittellage und Verbleiben in ihrem Bereich, Änderung der Atemmittellage durch die jeweilige Ausdrucksabsicht, Gliederung der Phonationsabschnitte dem individuellen Atemrhythmus gemäß und Pendeln der Sprechmelodie um die Indifferenzlage. Diese Phonation erfüllt auch die alte Forderung der Stimmerziehung, schnell, mühelos und geräuschlos zu Luft zu kommen, den Verbrauch derselben sparsam zu regeln und mit einem Höchstmaß an Vernehmbarkeit zu artikulieren. Erfahrungsgemäß wird dies alles zum Schlüssel für den Kontakt zum Gesprächspartner[10]. Der Zuhörer wird nicht durch hör- und sichtbare Überanstrengung des Sprechers in Mitleidenschaft gezogen, sondern kann vielmehr in den vorgegebenen Stimmrhythmus einschwingen.

Die Verwirklichung dieses Atem- und Stimmgebrauchs ist ein besonderes Anliegen der Verfasser und wird im praktischen Teil ausführlich behandelt. Aus didaktischen Gründen werden die einzelnen Teilfunktionen, soweit möglich, gesondert beschrieben. Die atemrhythmisch angepaßte Phonation ist aber ein Musterbeispiel dafür, daß der Gesamterfolg nur dann möglich wird, wenn alle dazu notwendigen Teilfunktionen präzise ineinandergreifen. Die gegenseitige Beeinflussung ist dabei sogar so stark, daß beim Einüben einer Teilfunktion die anderen immer mit berücksichtigt werden müssen.

5. Die Bedeutung der Phonationsatmung für die Gesundheit

Alle Beobachtungen sprechen dafür, daß wir die ökonomische Phonationsatmung von Geburt an mitbekommen[11]. Schon beim Erlernen der Muttersprache prägen sich Vorbilder ein. Kinder übernehmen im Nachsprechen die Lautung, den Stimmton, die mundartliche Färbung, und es ist nur einleuchtend, daß auch die Atemform übernommen wird. Der ökonomische Stimmgebrauch der Mutter überträgt sich auf das Kind, auch eine Störung ist meist beiden gemeinsam. Bei Kindern mit Asthmaleiden ist dies besonders eindrucksvoll. Selten ist der Stimmgebrauch der Mutter eines solchen Kindes ökonomisch. Man hört meist ausgeprägtes Luftschnappen und Durchpressen viel zu langer Sprechpassagen, von einem Sprechen im Bereich der Atemmittellage kann keine Rede sein. Zudem wird überhastet gesprochen. Eine gleichzeitige vegetative Unausgeglichenheit ist unverkennbar.

Zu diesem Bild paßt auch, daß Eltern oft stolz sind, wenn ihr Kind möglichst früh ob seiner Gedächtnisleistung Bewunderung findet, etwa wenn es bei einer Hochzeit auf einen Stuhl gehoben wird und, zum Staunen der Festgäste, mehrere Strophen eines Gedichtes heruntersagen muß. Dem aufmerksamen Zuhörer bleiben die Anzeichen offensichtlicher

Überforderung nicht verborgen. Die Unruhe ist an den unmotivierten, überschießenden Bewegungen erkennbar, und man hört deutlich alle Details einer belastenden Stimmatmung. Der Kundige leidet still mit. Abgesehen von solchen Überforderungen, ist das Kind während der ganzen sprachlichen Entwicklung in Gefahr, die Ökonomie der Stimmatmung zu verlieren. Dies gilt besonders für das dritte und vierte Lebensjahr.

Ein Beispiel: Das Kind soll dem abends heimkehrenden Papa kurz die Geschehnisse des Tages berichten. Dabei fällt auf, daß das Suchen nach den richtigen Worten Mühe macht. Das verführt aber zu einem vermehrten Luftholen. Diese kindlichen Berichte zeigen überhastetes Sprechen in körperlicher Unruhe, es kommt zu schnappender Atmung, manchmal sogar vor jeder Silbe. Wenn es erst einmal soweit gekommen ist, dann spricht die Hektik aus jedem Wort. Gleiche Folgen hat es, wenn ein Gespräch zu hohe intellektuelle Ansprüche an das Kind stellt.

In allen Fällen hört man der Stimme an, wieweit das Kind seine Gefühle, Gedanken und Willensäußerungen verarbeitet. Die Eltern sollten diese Situationen jeweils erkennen, um dem Kinde zu helfen. Die Aufforderung „Sprich deutlich!" ist dazu völlig ungeeignet. Das gute Vorbild ist hier entscheidend. Dabei muß man sich für die Situation Zeit nehmen und dem Kind ruhig zureden, zum Beispiel: „Nun einmal ganz langsam und eins nach dem anderen." Am besten läßt man solche Situationen gar nicht erst aufkommen.

Kindergarten und Schule können die gesamte Entwicklung eines Menschen entscheidend beeinflussen, wenn sie sich um den ökonomischen Stimmgebrauch kümmern. Sie werden dann oft gutmachen können, was im Elternhaus angerichtet wurde. Die Voraussetzung für eine verantwortungsbewußte Stimmerziehung ist, daß die Verantwortlichen diese Erscheinungen kennen und von den nachteiligen Folgen einer unökonomischen Phonation überzeugt sind. Nur dann wird sich der Wunsch nach Abhilfe durchsetzen können. Das Gesagte gilt für die Vorschulerziehung und für den gesamten weiteren Bildungsweg. Sprecherziehung dieser Art darf jedoch nicht Spielecke des Deutschlehrers bleiben, sondern soll den Bereich der gesamten Pädagogik umfassen[12].

Unsere Sorge um Ökonomie im Alltag muß den Stimmgebrauch mit einbeziehen. Allenthalben ist man bestrebt, jede Arbeit nach den Erkenntnissen der Ergonomie[13] zu erleichtern. Die Stimme sollte dabei nicht ausgespart bleiben.

Unökonomischer Stimmgebrauch wird von manchen Menschen lange Zeit ertragen. Bei stimmberuflicher Tätigkeit aber sind die Folgen zuerst Leistungsbehinderung und später Versagen. Junge Schauspieler suchten zum Beispiel ärztlichen Rat, weil sie unter allgemeiner Nervosität und unter Beschwerden im Sinne einer sogenannten vegetativen Dystonie lit-

ten. Sie klagten auch über gelegentliche Gedächtnisausfälle. In all diesen Fällen konnte eine unökonomische Phonation objektiviert werden.
Aus der Theaterpraxis ist der sogenannte Filmriß bekannt, das heißt, der Schauspieler weiß plötzlich den Text nicht mehr. Gewöhnlich geschieht das, wenn er seinen Ausdruck in Tempo und Lautstärke extrem steigern muß. Die Beobachtung zeigt, daß auch der Zuhörer von einer unökonomischen Phonation so in Mitleidenschaft gezogen wird, daß der Kontakt zum Sprecher darunter leidet. Auf diese Weise kann es passieren, daß ein Theaterpublikum nicht mehr vom Leid des Hamlet erschüttert wird, sondern vom persönlichen Versagen des Schauspielers betroffen ist.
Der Verlust des ökonomischen Stimmgebrauchs zählt offenkundig zu den unerwünschten Auswirkungen von Zivilisation und Leistungsgesellschaft. Die Ursachen liegen oft schon im Elternhaus und reichen über Kindergarten und Schule bis ins Berufsleben. Streß und Emotion lösen eine Erhöhung des Spannungszustandes in der gesamten Körpermuskulatur aus. Die Einatmungsmuskulatur überwiegt mengenmäßig wesentlich die Ausatmungsmuskulatur, weshalb eine durch Streß und Emotion entstehende muskuläre Spannungserhöhung die Einatmungstendenzen noch verstärkt. Dies führt wieder dazu, daß sich der Mensch, überfüllt von Luft, die er nicht los wird, belastet fühlt. Er spricht von *Atem*not und leidet in Wahrheit unter *Aus*atmungsnot. Er kann nicht ausreichend ent-spannen. Die Beobachtung läßt erkennen, daß auf diese Weise bei Hast und falsch verstandenem Leistungswillen manch einem buchstäblich die Luft wegbleibt. Wir haben heute mehr denn je die Tendenz zur Einatmung, und zwar mit allen Folgen, wie Aufgeblähtsein und Beklemmung. Nochmals: ständiges Luft-Dazuschnappen macht Atemnot, und zwar hinsichtlich des Aus- und nicht des Einatmens. Wenn wir im Alltag von Atemlosigkeit sprechen, ist die Ursache nicht Luftmangel, sondern meistens Aufgeblasensein.
Durch Hören lernen wir sprechen und übernehmen damit auch fehlerhafte Sprechgewohnheiten unserer Umgebung. Dazu begegnet man auf Schritt und Tritt der Aufforderung „Bitte fassen Sie sich kurz!". Das beschwört oft Zwangssituationen herauf, die sprachlich kaum zu bewältigen sind. Das muß sich besonders dann auswirken, wenn zwischen den Gesprächspartnern bestehende Rangunterschiede mitspielen, wie im Gesellschafts- und Berufsleben.
Ein Beispiel: Die Aufforderung, zu einer Sache ad hoc Stellung zu nehmen, belastet viele Menschen emotionell so stark, daß sie allein dadurch in eine mit Luftschnappen verbundene Sprechweise geraten. Erfahrungsgemäß wird hingegen kaum geschnappt, solange die Teilnehmer einer Gesprächsrunde dem Redner voll zugewendet sind und dadurch die Gedankengänge mitvollziehen. Oft fehlen aber diese Voraussetzun-

gen. Die Gesprächspartner gehen in Gedanken nicht mit, weil sie nur auf die Chance lauern, selbst dranzukommen und dann loszuschießen. Mit diesem Verhalten entzieht man sich jedoch dem Partner, weil man extrem auf sich selbst bezogen ist. Reißt jemand das Gespräch auf diese Art an sich, so muß er wohl oder übel zuerst nach Luft schnappen. Sofort meldet sich das beengende Empfinden in Hals und Brust. Dieser Druck verhindert die freie stimmliche Gestaltung, erschwert ein Halten des Tones, verhindert das rhythmische Abspannen und führt so bei Phrasenende wieder zum Luftschnappen. In diesen Teufelskreis wird auch der Zuhörer hineingezogen.

Emotionellen Belastungen wird man nicht immer ausweichen können. Die Schulung der Stimme ermöglicht aber, daß wir bewußt, ökonomisch und damit zum eigenen Vorteil reagieren. Dies ist auch im Erwachsenenalter durchaus erreichbar, obwohl die Ausdrucksweise in diesem Lebensabschnitt weitgehend eingeschliffen ist[14]. Daher sollte schon im Kindesalter alles getan werden, um die Ausdrucksentwicklung günstig zu beeinflussen.

Literaturhinweise und Anmerkungen

[1] *Coblenzer*, H., und *Muhar*, F.: Die Phonationsatmung. In: Wiener Klinische Wochenschrift, 77. Jg., Nr. 40, 1965, S. 945–953.
 Luchsinger, R.: Schalldruck und Geschwindigkeitsregistrierung der Atemluft beim Singen. In: Folia phoniatrica 3, 1951, S. 25.
[2] *Bruns*, P.: Minimalluft und Stütze, Berlin-Charlottenburg 1929.
[3] *Garcia*, M.: L'Art du Chant, Paris 1856.
[4] *Drach*, E.: Sprecherziehung, Frankfurt am Main 1969.
[5] *Coblenzer*, H., und *Muhar*, F.: a. a. O.
[6] *Schweinsberg*, F.: Stimmliche Ausdrucksgestaltung im Dienste der Kirche, Heidelberg 1946.
[7] *Loebell*, E.: Die direkte Messung des subglottischen Luftdruckes. In: Excerpta Medica, Proceedings of 9th International Congress, 1969, S. 272–278.
[8] *Stampa*, A.: Atem, Sprache und Gesang, Kassel 1956.
[9] ˅ = Atem- oder Pausenzeichen.
[10] *Thoma*, H., *Coblenzer*, H., und *Muhar*, F.: Zur Technik synchroner Messungen biologischer Funktionsabläufe an Versuchspersonen außerhalb des Laboratoriums, First European Congress 14th to 17th September 1971, Baden near Vienna.
 Thoma, H., *Coblenzer*, H., und *Muhar*, F.: Versuche zur Objektivierung des Kontaktphänomens. In: Folia phoniatrica 26, Heft 3, 1974.
[11] *Schlaffhorst*, C., und *Andersen*, H.: Atmung und Stimme, Wolfenbüttel 1950.
[12] *Lockemann*, F.: Sprecherziehung als Menschenbildung, Heidelberg 1954.
[13] *Ergonomie* = wissenschaftliche Beschäftigung mit der Auswirkung der Arbeit auf den Menschen.
[14] *Kainz*, F.: Psychologie der Sprache, Stuttgart 1941.

III. Der Weg zu einer atemrhythmisch angepaßten Phonation – Übungen und Erklärungen

Mit den bisherigen Ausführungen wurde der Leser auf die verschiedenen Arten des Stimmgebrauchs aufmerksam gemacht; er hat auch gelernt, bei anderen und bei sich selbst Unterschiede herauszuhören. Wer dadurch zur Einsicht gekommen ist, daß die eigene Stimme, hinsichtlich Ökonomie und Kontakt, geschult werden sollte, und bereit ist, dafür die entsprechende Mühe auf sich zu nehmen, der findet im praktischen Teil zahlreiche Übungen. Diese sind in Motivation, Anleitung und physiologische Erklärungen gegliedert. Wenn mehrere Übungen das gleiche Prinzip zum Inhalt haben, dann wurden Motivation und Erklärungen blockweise zusammengefaßt.

1. Den Atem empfinden lernen

Im Gestalten des Ausdrucks leben Stimme und Bewegung vom Atem[1]. Sein individueller Rhythmus besteht in einem fortwährenden *Wechsel von Spannen und Lösen* aller beteiligten Muskeln. Dieses biologische Prinzip ist hier maßgebend für das Üben. Es werden daher bei Atemübungen im Rahmen der Stimmschulung niemals Kommandos, wie „ein, aus", gegeben, der Atem soll vielmehr ablaufen, wie es sich aus der jeweiligen Situation von selbst ergibt.

Erstes Atemempfinden im Stehen   *Übung 1*

Mit geschlossenen Füßen nehmen wir die sogenannte Grundstellung ein, schließen die Augen, lassen den Atem durch die Nase von selbst kommen und gehen und versuchen, dabei stillzustehen. Das Stillstehen gelingt nicht, weil wir mit dem Atem hin- und herschwanken. Von allem Anfang an wollen wir versuchen, unsere Wahrnehmung für körperliche Vorgänge zu schärfen und die entsprechenden Begleitempfindungen zu vertiefen. Die bei dieser Übung auftretenden Empfindungen wollen wir vorläufig nur spüren und als erste Erfahrung registrieren.

Übung 2   *Erstes Atemempfinden im Liegen*

Auf dem Boden nehmen wir Rückenlage ein, lassen die Atmung geschehen und achten wieder darauf, was sich dabei im Körper abspielt. Wir schauen sozusagen in Gedanken zu, wie sich die Bauchdecke im Verlaufe der Atmung hebt, senkt und ruht, bis sich der Vorgang neuerlich vollzieht. Wiederum wollen wir die Begleitempfindung registrieren.

Durch Schlaf und Wachsein hindurch werden wir rhythmisch bewegt. Was wir *Haltung* nennen, kann also nur ein Ausgleich der Bewegungen sein, ein *Balanceakt im Spiel der Muskeln*. Diese einfachen Übungen können den gewünschten Erfolg bringen oder ihn vermissen lassen, und zwar je nachdem, ob sie mechanisch abgespult werden oder ob man sie in der erstrebenswerten geistigen bzw. psychischen Einstellung ausführt. Für *Übung 2* bedeutet das, ruhig dazuliegen und die Aufmerksamkeit auf die Bewegungen der Bauchdecke zu lenken, jedoch ohne in den Bewegungsablauf einzugreifen. Diese aufmerksame *Zuwendung* auf den Vorgang bringt eine Sinnesempfindung, aber nur dann, wenn man sie „durchläßt"[2]. Dies gelingt jedoch nur, wenn man weder verkrampft noch schlaff, sondern in einer mittleren muskulären Spannung daliegt. Beim ersten Versuch erreichen nur wenige eine solche Einstellung. Die meisten müssen sie sich erst erarbeiten. Dem heutigen Menschen fällt nämlich das „Machen" weit leichter als das „Lassen". Bei diesem „Lassen" müssen wir klar unterscheiden lernen zwischen einer Passivität mit totalem Abschalten einerseits und einem *Geschehenlassen, das man als Empfindung bewußt erlebt,* anderseits[3]. Viele Menschen haben Schwierigkeiten, wenn man sie auffordert, die Atmung geschehen zu lassen und gleichzeitig die begleitende Körperempfindung mitzuerleben. Diese Einstellung gelingt leichter aus der Vorstellung, die Atmung doch einmal auf Automatik zu stellen, so wie das Auto, und dann zuzuschauen, wie das funktioniert. Für eine Reihe von komplizierten Vorgängen hat unser Gehirn offenbar Programme bereit, sodaß wir mit einem Schlüsselwort die Gesamteinstellung leichter treffen.

2. Muskelspannungen empfinden lernen

In den *Übungen 1 und 2* war unser Augenmerk in erster Linie auf den Atemablauf gerichtet. Nun wollen wir auf Empfindungen achten, die durch Spannungsänderungen der Muskulatur zustandekommen.

Auftriebsprinzip   *Übung 3*

Man liegt ruhig in der Badewanne und überläßt ein Bein dem Auftrieb, bis die Zehen aus dem Wasser schauen. Daraufhin zieht man das Bein bewußt auf den Boden der Wanne zurück. Sobald man die Muskeln entspannt, wird das Bein wieder vom Auftrieb des Wassers emporgehoben. Der Vorgang soll mehrmals wiederholt werden. Die Empfindung, die sich beim Hochkommen des Beines durch den Auftrieb einstellt, wollen wir uns als „passiv" merken. Im Gegensatz dazu kann man das Bein auch willkürlich nach oben heben, die hierbei spürbare Empfindung bezeichnen wir als „aktiv". Es ist sehr wichtig, daß wir lernen, zwischen diesen beiden muskulären Spannungsbedingungen klar zu unterscheiden.

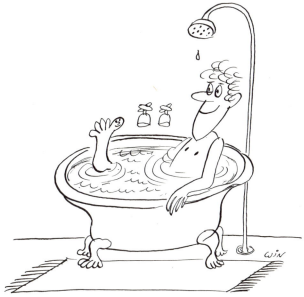

Extreme Verspannungen sind jedermann als Muskelkater bekannt. Das Empfinden für feinere muskuläre Spannungsänderungen wird durch aufmerksame Zuwendung auf den muskulären Bewegungsvorgang vertieft. Das Anheben einer Empfindung durch Zuwendung kennt jedermann vom Schmerz.

Die bisherigen Übungen helfen, das *Wechselspiel von Zuwenden und Durchlassen* ins Gespür zu bringen. Damit wird der erste Schritt getan, um Atemablauf und Muskelbewegungen als einen einheitlichen Vorgang zu erleben.

Übung 4   „Stehendes Pendel"

Wir nehmen die Grundstellung ein, wobei diesmal zwischen den Füßen etwas Raum bleibt, schließen die Augen und lassen den Körper wie ein „stehendes Pendel" schwanken, zuerst vor und zurück, dann nach rechts und nach links. Gleichgewicht halten heißt um den Schwerpunkt pendeln. Mit jedem Ausschlag streben wir wie ein Pendel zur Mitte zurück, damit wir nicht umfallen. Am Bewegungsausgleich beim Balancieren sind praktisch alle Muskeln in irgendeiner Form beteiligt. Mit dieser

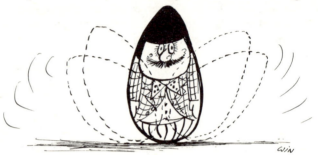

Übung soll man das Empfinden für ihr Zusammenspiel vertiefen. Je feiner die Koordination funktioniert, umso harmonischer und raumgreifender wird die Bewegung sein können. Wenn man versuchsweise aus dieser Koordination eine Muskelgruppe ausnimmt, zum Beispiel durch besonderes Anspannen einer Wade oder Ballen der Fäuste, dann fällt man aus dem Gleichgewicht. Das gleiche passiert, wenn während des Balancierens der Atem angehalten wird. Wieder erlebt man deutlich, wie Atem und Bewegung aneinander gebunden sind.

Vereinfacht kann man sagen: Jede Bewegung hat ihren Atem. Demnach muß es möglich sein, über ökonomische Bewegungen zu einer ökonomischen Atmung zu gelangen. Diese aber ist wieder Voraussetzung für ökonomisches Sprechen und Singen[4]. Wir wählen bewußt die *Bewegung* als Zugang zu einer Atemschulung, weil der heutige Mensch erfahrungsgemäß einfache Bewegungen leichter vollziehen als eine Atemanweisung befolgen kann. Weil unser „stehendes Pendel", hier in Form des Stehaufmännchens, einem Höchstmaß an Ökonomie entspricht, werden wir auch die Stimme als Spezialfunktion der Atmung in dieses Prinzip mit einbeziehen. Wenn das gelingt, werden nicht nur Bewegung und Atem, sondern auch Atem und Stimme ökonomisch sein. Bei der Übung soll man auch ein Empfinden für den Schwerpunkt erarbeiten. Dieser Schwerpunkt, den wir bei den Balancierübungen umspielen, entspricht der sogenannten Mitte, aus der, nach einer alten Forderung der Stimmerziehung, der Ton kommen soll, weil er nur dann ökonomisch ist und ursprünglich wirkt.

3. Erstes Kontrollempfinden für die eigene Stimme

Änderung der Tonqualität in Abhängigkeit von der Kopfhaltung

Übung 5

Man steht bequem, legt den Kopf ganz in den Nacken und hält in mittlerer Stimmhöhe den Vokal o eine Weile aus. Während des Weitertönens senkt man langsam das Kinn, bis es das Brustbein berührt. Dann wiederholt man die Übung in umgekehrter Reihenfolge, das Kinn wird also während des Tönens langsam vom Brustbein zurückgehoben. Die Änderung der Tonqualität während dieser Übung ist unverkennbar. Der beste Klang stellt sich stets dann ein, wenn das Kinn weder ganz oben noch ganz unten, sondern in der Mittelposition gehalten wird. Bei extremer Verlagerung des Kopfes nach hinten gerät der Kehlkopf in zu hohe Stellung und wird verspannt. Bei extremer Senkung des Kopfes nach vorne kommt der Kehlkopf wohl in eine Tiefstellung, wird aber durch Einengung in seiner Funktion behindert. Nicht nur die jeweilige Kehlkopfposition hat Einfluß auf die Tonqualität, sondern auch die damit verbundene Änderung des gesamten Raumes, in welchem die Luft während des Tönens schwingt[5]. Dieser Raum wird in den Extrempositionen verkleinert. Durch mehrmaliges Wiederholen der Übung wird man Mittelposition und beste Tonqualität bald herausgefunden haben. Dann wird die Übung gesteigert. Man legt den Kopf in den Nacken und hält wieder den Vokal o aus. Sobald mit Senken des Kinns die Mittelposition erreicht ist, ergreift man mit der rechten Hand unterhalb des Hinterhauptknochens die Nackensehne und zieht langsam nach oben. Bei richtiger Ausführung der Übung hört man eine zusätzliche Qualitätsverbesserung des Tones. Solches Hochziehen bleibt nicht auf den Nackenbereich beschränkt, vielmehr bringt sich der ganze Mensch damit gewissermaßen „auf Zug".

Änderung der Tonqualität in Abhängigkeit von der Körperposition

Übung 6

Ein Testsatz, zum Beispiel *Hänschen klein ging allein . . .*, wird folgendermaßen gesprochen:
- auf einem Tisch in Rückenlage ausgestreckt liegend
- aufgerichtet mit herunterbaumelnden Beinen sitzend
- vor dem Tisch stehend

Man hört und spürt sich anders, sobald eine neue Position erreicht ist. Sprecher wie Zuhörer erkennen dabei, daß die Tonqualität vom Liegen über das Sitzen bis zum Stehen hin wesentlich verbessert wird[6].

Die Sinnesempfindung für Atemablauf, Muskelspannungen und Stimme bei sich selbst zu vertiefen bedarf einer ständigen Übung. Einerseits wird dadurch der Blick für Zusammenhänge von Ausdruck und Eindruck eröffnet, anderseits erreicht man nach und nach eine Verfeinerung der Selbstkontrolle. Das verbessert die Ausdrucksgestaltung und verringert auch in Belastungssituationen die Gefahr stimmlicher Entgleisungen.

4. Bewegung, Atmung und Ton im Rhythmus

Im *Abschnitt I/2* wurde auf die Bedeutung des Rhythmus für den Stimmgebrauch anhand zahlreicher Alltagsbeispiele hingewiesen. Es gibt viele Möglichkeiten rhythmischer Bewegungshilfe für den Ton. Hier zwei Beispiele:

Übung 7   *Lassoschwingen*

Diese Übung ist vom Rhythmus her besonders zwingend. Der rechte Arm schwingt zielgerichtet vorne über dem Kopf ein Lasso, begleitet von einem rhythmischen *Hoo Hoo Hoo*-Rufen. Die Lassoschlinge soll

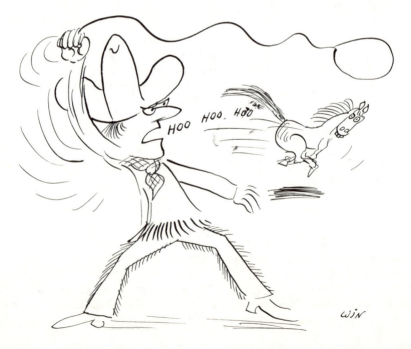

mindestens einen Meter lang und nicht zu leicht sein. Dann kommt, als Gegenbewegung, zum rechten Arm der linke Arm hinzu. Anschließend wird das linke Bein, synchron zum linken Arm, in das rhythmische Schwingen einbezogen. Das rechte Standbein wippt rhythmisch im Kniegelenk mit. Ein derart rhythmisches Schwingen mit Ton verleiht der Stimme, bei ausbalanciertem Körper, mit jedem Übungsschritt mehr an Entfaltung.

Atmung, Stimmerzeugung, Klang- und Lautbildung werden durch Muskelsysteme unterhalten, die untereinander in funktioneller Abhängigkeit stehen. Sie werden im ganzheitlichen Sprechakt rhythmisch vereint. Aus diesem Grunde muß jede zeitweilig isoliert betrachtete Teilleistung immer wieder in die Gesamtleistung eingefügt werden, denn nur diese wird als Erlebnis bewußt. Ein Kontrollempfinden für unterschiedliche Spannungszustände der Muskulatur ist erfahrungsgemäß für die meisten Menschen leichter erreichbar als die Gehörkontrolle der Stimme. Auch der geschulte Sänger trifft den Ton aus der muskulären Einstellung heraus, noch bevor er ihn hörend kontrollieren kann. Für den Übenden kann man vereinfacht sagen, das „Leib-Spüren" kommt vor dem „Ton-Hören"[7].

Im Schaukelstuhl *Übung 8*

Der Schaukelstuhl ist ein vorzügliches Lehrmittel, um das Kontrollempfinden für Ruhe- und Stimmatmung zu entwickeln. Zu Übungszwecken haben die Verfasser nach eigenen Angaben einen Stuhl anfertigen lassen. An diesem Modell kann man Sitzhöhe und Schwingungsamplitude individuell so einstellen, daß bei minimalem Energieaufwand ein optimaler Schwingungsmodus erreicht wird. Das bedeutet ein weites Ausschwingen mit weichen Übergängen bei der Umkehr. Hier sei gesagt, daß kurzkufige Stühle das weite Ausschwingen nicht zulassen und dadurch zu abgehackten Bewegungen zwingen, die gänzlich ungeeignet sind. Unser Schaukelstuhl pendelt in idealer Weise um den Schwerpunkt. Mit einem Schwung in Gang gebracht, genügt daher einfaches Aufstellen und Senken der Fußspitzen, um die Bewegung aufrechtzuerhalten. Diese Art zu schaukeln wird stets als höchst angenehm empfunden. Weil die geringen Anstöße zur Erhaltung der Bewegung keine Mühe machen, kann man sich dem Schaukeln vollkommen überlassen. Ein solcher Schaukelstuhl bietet eine Reihe von Einsatzmöglichkeiten. In der Stimmschulung dient er dazu, Atemerfahrung zu gewinnen. Wir schaukeln eine Weile hin und her. Dabei merken wir, daß sich die Atmung schon nach einer kurzen Weile der Bewegung anpaßt. Dabei kommt die Luft mit dem Rückschwung und geht wieder mit dem Vor-

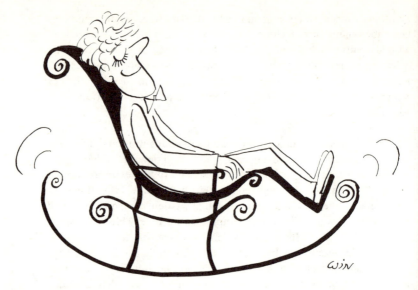

schwung. Wenn man zwischendurch einmal die Gegenprobe macht, das heißt dazu auffordert, beim Rückwärtsschwingen auszuatmen und beim Vorwärtsschwingen einzuatmen, dann wird dies spontan als Disrhythmie höchst unangenehm empfunden. Der Anfänger soll beim rhythmischen Schaukeln zuerst einmal den unwillkürlichen Atemablauf wahrnehmen und in der Folge die Empfindung dafür bewußt vertiefen, daß die Lunge auch ohne willkürliches Luftholen ausreichend gefüllt wird.

Sobald dieses Atemerlebnis zuverlässig wiederkehrt, kann man einen Ton in das Schaukeln einschwingen lassen. Mit der hinteren Bewegungsumkehr setzt man in mittlerer Stimmhöhe ein *hoo* ein, hält diesen Ton während des Vorwärtsschwingens aus und gibt ihn zum Zeitpunkt der vorderen Bewegungsumkehr auf. So erreicht man, daß Bewegung und Ton in rhythmischer Übereinstimmung ablaufen. Zum weiteren Üben eignen sich einfache Verse, wie etwa:

> *Ich gäb' was drum[v],*
> *wenn ich nur wüßt[v],*
> *wer heut der Herr[v]*
> *gewesen ist.[v]*

Der Übende soll hierbei erleben und sich einprägen, daß die Phonation während der Ausatmungsphase, also beim Vorwärtsschwingen, erfolgt. Nur für die Dauer dieser Phase leistet er Arbeit. Mit dem Rückwärtsschwingen hingegen kommt die Luft ganz von selbst, das heißt ohne jedes eigene Zutun. Hierbei läßt man sich einfach inspirieren.

Dieses *Inspirationserlebnis* kann gesteigert werden. Ein Übungspartner tritt hinzu, faßt den Schaukelstuhl an Rücklehne und Armstütze und macht die Schaukelbewegung eine Zeitlang mit. Er übernimmt in zunehmendem Maße die Führung und hält schließlich den Rhythmus allein in Gang, während sich der andere Partner immer mehr der Wiegebewegung überläßt. Dann zieht der Übungspartner den Stuhl mit jeder Schaukelbewegung etwas weiter nach hinten, wodurch auch Bewegung und Atmung zunehmend intensiver werden. Nun wird der Stuhl langsam maximal nach hinten gezogen und dort einige Sekunden lang in Schwebe gehalten. Schließlich wird er losgelassen und kann ausschwingen. In der Schwebehaltung spürt der Liegende deutlich ein Weiterwerden mit tiefster Inspiration. Dieses Empfinden wird als ausgesprochen wohltuend und frei von jeglicher Belastung beschrieben.

Mit dieser Übung soll der entscheidende Unterschied zwischen „Voll-inspiriert-worden-Sein" und „Tief-Luft-geholt-Haben" erlebt werden. Dazu wird der Übende aufgefordert, auf Kommando einmal ganz tief Luft zu holen und die Lunge zu füllen, soweit es nur geht. Das Empfinden bei diesem willkürlichen Luftholen ist unverwechselbar anders als die tiefe Inspiration im Schaukelstuhl. Diese Inspiration wird als ausgesprochen angenehm, jenes Luftholen hingegen als unangenehm und belastend geschildert. Schon hier sei darauf hingewiesen, daß mit der Inspiration nicht nur neuer Sauerstoff, sondern auch neue Gedanken einfließen sollen.

Die Ruheatmung bereitet den meisten Menschen kaum Schwierigkeiten. Der Wechsel von Ein- und Ausatmung vollzieht sich meist mühelos. Mit dem Beginn des Sprechens hingegen geht die unwillkürliche Atmung vielfach verloren.

Wie schon in *Abschnitt II/2–5* erläutert wurde, haben Erziehung und Umwelteinflüsse dazu geführt, daß viele Menschen vor dem Sprechen Luft holen, und zwar oft in Form eines hörbaren Schnappens. Untersuchungen der Verfasser an weit über 1000 Personen zeigen, daß sich dies nicht nur unökonomisch für den Phonierenden, sondern auch nachteilig für den Zuhörer auswirkt, das wird aber vielen Menschen nicht bewußt. Sie leiden unter vegetativer Dystonie und ahnen nicht, daß die Disrhythmie ihrer Sprechatmung zwangsläufig damit zusammenhängt. Dabei leuchtet ohne weiteres ein: Wer beim Sprechen schnappt, der arbeitet doppelt, denn in der Ausatmungsphase betätigt er die Stimme, und in der Einatmungsphase holt er die Luft. Wer sich statt dessen aber einfach inspirieren läßt, der erspart sich Arbeit. Bei ihm ist die Einatmungsphase nämlich reflektorisches Geschehen und nicht Arbeit. Er empfindet eine Pause, aus der er immer wieder erfrischt weitersprechen kann. Das Schaukeln ist eine zuverlässige Hilfe für das Wiedereinschleifen der atemrhythmisch angepaßten Phonation[8]. Ihre Wiederherstellung muß fundamentales Anliegen der Stimmerziehung sein.

Bei der synchronen Registrierung von vegetativen Funktionen sieht man, daß sie rhythmisch ablaufen und ineinandergreifen. Von allen vegetativen Funktionen ist nur die Atmung willkürlich und leicht beeinflußbar. Sie bietet sich demnach als Schlüssel zum vegetativen System an[9]. Das angenehm empfundene Schaukeln – Schrittmacher für Atem und Stimme – greift in vorteilhafter Art auf die Steuerung anderer vegetativer Funktionen über. So konnten die Verfasser unter anderem registrieren, daß nervös bedingte Arhythmien des Herzens nach kurzem Schaukeln einer rhythmischen Herzaktion Platz machten. Dies sei ein Hinweis dafür, daß die Anwendungsmöglichkeiten des Schaukelstuhls über die Schulung der Stimmatmung hinausgehen.

Wer keinen derartigen Schaukelstuhl zur Verfügung hat, der kann einen einfachen Hocker zum Üben verwenden. Dazu setzt man sich auf das vordere Drittel des Hockers, umfaßt mit gestreckten Armen das rechte Knie und nimmt das ausgestreckte linke Bein zum Schwungholen. Auf diese Weise kann man sich auch einschaukeln, die Grundphänomene sind gut wahrnehmbar, aber der Übungseffekt wird dabei nur begrenzt bleiben.

Heutzutage ist ein geeigneter Schaukelstuhl kaum aufzutreiben. Die Verfasser sind aber überzeugt, daß dieses alte Prinzip gerade in unseren Tagen eine Renaissance verdient, denn hier bietet sich eine Hilfe an, aus allgemeiner Verspannung wieder in einen Rhythmus und damit zum notwendigen Spannungsausgleich – zum Gleichgewicht – zu finden.

5. Das Zusammenspiel geistiger und muskulärer Spannung

Im Rahmen der Stimmerziehung ist es erforderlich, neben dem Kontrollempfinden für muskuläre Spannungsunterschiede auch eines für den Bereich der Aufmerksamkeit zu entwickeln. Geistige Wachheit ist nämlich gekennzeichnet durch hohe Bereitschaft zum Aufnehmen und Reagieren. Für den Sprechvorgang heißt dies: Steigerung der Aufmerksamkeit bringt auch erhöhte Aktionsbereitschaft der beteiligten Muskeln, eine federnde Spannung. Die Stimmfunktion ist auf diesen federnden Spannungszustand der Muskulatur geradezu angewiesen.

Übung 9 Zuhören beim Vortrag

Bequem auf einem Stuhl sitzend, stellt man sich vor, daß man einem Vortrag zuhört. Dann läßt man sich von einer Müdigkeit überfallen und schaltet ab. Nun erinnert man sich plötzlich daran, daß später ein Bericht

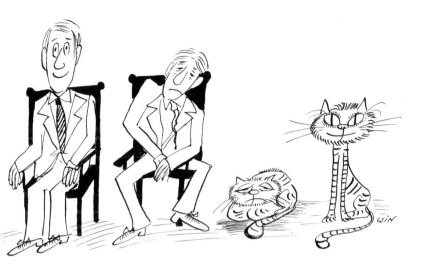

zu geben ist. Man konzentriert sich also wieder auf den Redner. Dies gelingt erfahrungsgemäß nur, wenn zur Steigerung der Aufmerksamkeit auch die Haltung gestrafft wird.

Geistige Aufmerksamkeit bei schlaffer Haltung ist geradezu schwierig. So kann ein Lehrer schon an der Haltung eines Schülers erkennen, ob dieser bei der Sache ist. Was für geistige Zuwendung gilt, läßt sich auch bei der Emotion beobachten. So wird etwa Zorn kaum durch muskuläre Schlaffheit glaubwürdig dargestellt werden können.

Aufrichten zur Bereitschaftsstellung *Übung 10*

Man stellt sich bequem, die Füße mit etwas Abstand voneinander, aber parallel. Das linke Knie wird eingeknickt, man läßt sich also in eine betont nachlässige, schlaffe Haltung fallen. Aus dieser Schlaffheit bringt man sich „auf Zug". Dazu faßt man mit einer Hand die Nackensehne unterhalb des Hinterhauptknochens und zieht sich hoch. Wichtig ist dabei die Vorstellung, daß man sich hinaufziehen will und keinesfalls von unten nachschiebt. In dieser Stellung wird der Körper etwas vorgeneigt, die Fersen werden entlastet, und das Gewicht wird auf die Fußballen vorverlegt. Dann folgt ein leicht federndes Wippen. Dabei spürt man, wie sich gesamtkörperlich eine mittlere muskuläre Spannung einspielt. Als Einstellungshilfe empfiehlt sich die Vorstellung eines Schwimmers, der sich auf einem Sprungbrett zu einem Salto sammelt. Er darf dazu weder schlaff noch verkrampft sein, alle Muskeln befinden sich in mittlerer elastischer Spannung. Der Kopf wird mit Blick voraus in mittlerer Position gehalten, die gedankliche Einstellung ist dem kommenden

Sprung zugewendet. Auf diesem Höhepunkt der Übung tastet man nun langsam den gleichen Übungsweg wieder zurück, man hört also auf zu wippen, stellt das Gewicht auf die ganze Sohle, läßt sich absinken, knickt im linken Kniegelenk ein und läßt schließlich auch noch den Arm fallen. Die Übung soll daraufhin mehrmals wiederholt werden.

Mit den beiden letzten Übungen *(9 und 10)* soll der Anfänger die *Haltung als geistig-muskuläres Phänomen* erkennen und empfinden lernen. Eine schlaffe Haltung hat viele Nachteile für die Phonation. Die von Natur aus angedeutete S-förmige Krümmung der Wirbelsäule ist vielfach abnorm verstärkt. Dadurch kommt es zu Hohlkreuz, Rundrücken und vermehrter Nackenkrümmung. Damit verbunden sind eingefallene Brust, Hängebauch und vorgekipptes Becken. Aufrichten heißt demnach keineswegs, aus der Streckung der Wirbelsäule eine krampfhafte Überdehnung zu machen, sondern auch hier wieder die *eutone Haltung* zu finden. Das Ziel der Übungen ist, zunächst das Empfinden für die Spannungsunterschiede wachzurufen, um diese graduellen Spannungsunterschiede später jederzeit herstellen zu können. Auf diese Weise wird man auch für die Phonation die eutone Einstellung[10], nämlich den Zustand mittlerer elastischer muskulärer Spannung, zusammen mit geistiger Wachheit, bereit haben. Bei einem derartigen Federungsprinzip der Muskulatur wird dann ein Mehr an Spannung nicht in Krampf ausarten und ein Weniger nicht zu Schlaffheit entgleisen. Die geistige Wachheit hat erhöhte Bereitschaft zum Aufnehmen und Reagieren zur Folge. Im Gespräch gilt das für Inhalt und Ausführung. Wir sprechen von einer *geführten Spannung*.

6. Erste Atemführung

In den *Kapiteln 1 bis 5* dieses Abschnittes war unser Anliegen, die Wahrnehmung für Atemablauf, muskuläre und geistig-psychische Spannungsunterschiede zu schärfen und die entsprechenden Empfindungen zu vertiefen. Wenn der Übende nach und nach so weit ist, daß ihm graduelle Spannungsunterschiede bewußt werden, dann kommt er auch in die Lage, sie wieder hervorzurufen und nach Bedarf einzusetzen.

Übung 11   *Eine Kerze ausblasen*

Übungsschritt 1: Grundstellung einnehmen und, wie in Übung 1, die Atmung einige Male geschehen lassen.

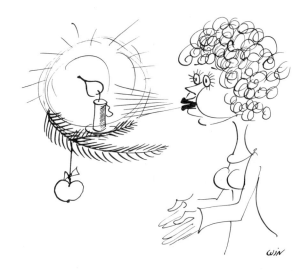

Übungsschritt 2: Die Einatmung kommen lassen – niemals Luft schöpfen! –, normal ausatmen, aber auf f. Dabei wird der Atem gegen den Widerstand an der Lippenenge, der vorderen Artikulationszone, geführt.

Übungsschritt 3: Die Einatmung kommen lassen und den Atem herausblasen, so als wollte man eine etwa einen Meter entfernte Kerze auslöschen.

Hierbei sollen sich drei verschiedene Begleitempfindungen einstellen. Die erste vermittelt die Ruhespannung, die zweite läßt bei richtiger Ausführung der Übung das gleichzeitige Anschwellen der Spannung in den Lippen und im Bereiche der Magengrube empfinden. Das Ausblasen der Kerze im dritten Übungsschritt erfordert Atemdruck und Lippenspannung. Normalerweise achtet man dabei weder auf das eine noch auf das andere, sondern einzig und allein darauf, daß die Kerzenflamme erlischt. Diese Zuwendung mit gesteigerter Aufmerksamkeit bringt von selbst die beste Einstellung von Atemdruck und Lippenspannung. Will man hingegen einen Teilvorgang isoliert ausführen, indem man etwa nicht auf die Kerze achtet, sondern darauf, ob die Lippen genügend gespitzt sind, dann kommt die erwünschte Abstimmung der Teilfunktionen nicht zustande. Die Übung ist richtig ausgeführt, wenn das Ausblasen aus dem Bereich der *Atemmittellage* heraus erfolgt, wenn also nicht extra Luft geholt wird. Dies erfordert allerdings, daß die Lippen zu einer optimalen Ventilspannung geformt werden. Allein unsere Absicht, die Kerze auszublasen, bringt diese Lippenspannung und führt auch bei der Atemmuskulatur synchron zur Bereitstellung des entsprechenden Betriebsdruckes. Federndes Loslassen der Ventilspannung bringt dementsprechend von selbst ein elastisches Rückfedern der Atmung in die Ausgangssituation.

Ziel der Stimmerziehung ist, daß die Atmung jederzeit und von selbst so zur Verfügung steht, wie es Ausdruck, Gestik und Stimme gerade verlangen[11]. Eine Einstellung, die bewirkt, daß die Atmung immer in einem für die Phonation ausreichenden Ausmaß verfügbar ist, läßt sich nicht durch isolierte „Atemtechnik" erreichen, vielmehr muß die Atmung reflektorisch zur Verfügung stehen. Die entsprechende Schulung darf nicht das Ein und Aus des Luftwechsels kommandieren, sondern hat alle an der Atmung beteiligten Muskeln so aufzubereiten, daß sie jeder Intention gehorchen. Stimmschulung ist auch Leibesübung[12]. So verwundert es nicht, wenn der Schulungsraum des Instituts für Atem- und Stimmerziehung der Hochschule für Musik und darstellende Kunst in Wien mit Matten, Sprossenwand, Schwebebalken, Schwingegurten, Fußwippe, Bali-Geräten, Expandern, Reifen, Bällen und einem Schaukelstuhl eher wie ein Turnsaal anmutet. Es bedarf eines aufwendigen Trainings der gesamten Muskulatur, weil die Atemmuskeln nicht losgelöst vom Gesamtsystem trainiert werden können. Wir streben keine Kraftleistung an, sondern sind um hohe muskuläre Ansprechbarkeit und Koordination bemüht. Geduld und Fleiß sind notwendig, bis ein Muskelbewußtsein zuverlässig so „schaltet", wie es der Ausdruck gerade verlangt[13]. Alle Formen des Haltungsturnens und der rhythmischen Gymnastik können für die Stimmerziehung eine wertvolle Hilfe sein.

7. Haltung

Die Bedeutung der Haltung in Form einer geistig-psychisch-muskulären Einheit für die Qualität der Stimme wurde schon mehrfach hervorgehoben. Daher muß an der Verbesserung dieser Haltung immer wieder gearbeitet werden. Wir verfolgen nicht eine statische Fixiertheit, sondern zielen auf die mehrfach unterstrichene, ausgewogene Haltung ab. Sie läßt sich am leichtesten aus der Bewegung heraus gewinnen[14].

Übung 12   *Haltungsverbesserung im Gehen*

Man balanciert etwa ein schweres Buch auf dem Kopf und versucht, damit ein paar Schritte zu gehen. Automatisch wird man dafür die günstigste Kopf- und Körperhaltung finden. Zuwendung und Muskelsinn kontrollieren und sichern den Ablauf. Sobald die Haltung einmal bewußt verschlechtert wird, indem man zum Beispiel ein Hohlkreuz macht oder

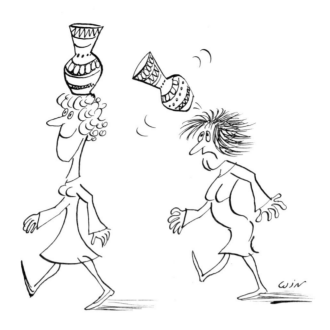

den Nacken einknickt, fällt das Buch herunter. Bei dieser Übung sei an die Bilder erinnert, auf denen Frauen dargestellt sind, die in vorbildlicher Haltung gefüllte Krüge auf dem Kopf tragen. Vor und während des Balanceaktes soll man einen Testsatz probieren. Die Qualitätsdifferenz der Stimme wird unverkennbar sein.

Haltungsverbesserung im Sitzen   *Übung 13*

Man sitzt bequem auf einem Stuhl, die Beine sind etwas gespreizt. Aus dieser Position schwingt man den Oberkörper einige Male leicht vor und zurück. Dann beugt man sich ganz vor und läßt die Arme zwischen den Knien pendeln. Nun wippt man mit dem Oberkörper mehrmals auf und ab und richtet sich vom Kreuz her ganz langsam auf, bis der Oberkörper lotrecht ist. Dabei spürt man, wie sich das Gewicht auf beide Sitzhöcker gleichmäßig verteilt. Die Arme werden zwanglos mitgenommen. Das Vorhängen von Oberkörper und Armen bereitet bei dieser Übung das Aufrichten zu einer guten Sitzposition vor. Man darf sich nicht zurückfallen lassen und auch nicht im Nacken einknicken. Mit Zuwendung und Muskelempfinden wird kontrolliert, wann die Spannung ausgewogen ist.

Übung 14 *Nackenaufrichten mit elastischer Hilfe*

Ein elastisches Band, zur Not ein Fahrradschlauch, wird in Kopfhöhe an der Wand befestigt und um den Nacken gelegt. Dann tritt man so weit von der Wand zurück, bis im Nacken ein Zug spürbar wird. Danach soll der elastische Zug verstärkt werden, aber nicht durch Zurückfallenlassen des Körpers, sondern durch Dehnen des Nackens nach hinten und oben. Durch den elastischen Zug gewinnen wir ein Empfinden für die Position der Wirbelsäule, besonders im Halsbereich. Viele werden merken, daß sie gewohnheitsmäßig ungenügend aufgerichtet sind, häufig ist der Nacken eingesunken, das Kinn angehoben, Hals und Kehlkopf sind verspannt. Die Auswirkungen auf die Stimme wurden bereits in *Übung 5* beschrieben. Der elastische Zug soll nur aus dem Nacken heraus mit einer Dehnbewegung verstärkt werden. Man darf keineswegs versuchen, ihn durch einfaches Vorkippen oder Seitwärtsneigen des Kopfes zu ersetzen. Durch die Aktivierung der Nackenmuskeln sollen äußere wie innere Halsmuskulatur sogar von einer vorhandenen Verspannung befreit werden. Sobald man im Halsbereich auch nur eine geringe Verspannung wahrnimmt, ist die Übung bereits überzogen. Der Zug darf immer nur in einem millimeterweisen Spiel gesteigert werden. Auf dem Höhepunkt

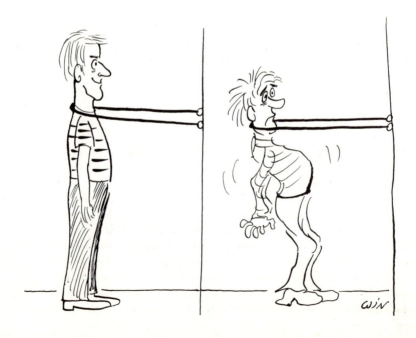

der Aufrichtung gibt man dem Gummizug nach und läßt sich von ihm in die Ausgangsstellung zurücknehmen, ohne jedoch im Nacken und im Körper einzusinken. Die gute Haltung soll erhalten bleiben.
Das Prinzip heißt: Am Widerstand des Partners, also in diesem Fall des elastischen Gummibandes, erübt sich ein Empfinden für Spannungszustände und für die Geschicklichkeit, sie nach Bedarf ändern zu können.

Bei allen Übungen, die der Nackenaufrichtung dienen, ist es vorteilhaft, als Gegenbewegung den Schultergürtel absinken zu lassen, damit ein Hochziehen vermieden wird. Gehobene Schultern verspannen einen Teil der Atemhilfsmuskulatur. Dies verleitet zu einer unökonomischen Hochatmung. Vereinfacht läßt sich sagen: Eine gute Haltung schafft gute Atembedingungen, beide ermöglichen erst die in *Übung 10* behandelte Bereitschaftsstellung, die Sprecher und Sänger zu ihrer Stimmentfaltung brauchen.

8. Muskuläres Training für die Stimmatmung

Bei den bisherigen Atemübungen lernten wir empfinden und erkennen, daß die Ruheatmung in individuellem Rhythmus von selbst geschieht. Dabei wird die Einatmung von den Einatmungsmuskeln besorgt, während die Ausatmung überwiegend durch die elastischen Kräfte der Lunge zustandekommt[15]. Wir empfinden diese Muskeltätigkeit jedoch nicht als Arbeit, solange die Selbstregelung der Atmung ungestört läuft. Das können wir bei jedem Atemzug an Erweiterung und Nachlassen im Gürtelbereich wahrnehmen. Sobald aber Atemhilfsmuskulatur dazukommt, wird die Atmung sofort als Arbeit empfunden. Wir betonen deshalb an dieser Stelle, daß bei ökonomischer Phonation die Atembereitstellung mit keinerlei Mühe verbunden sein darf. Dies ist nur dann zu erreichen, wenn die Luftergänzung für die Phonation, wie im Fall der Ruheatmung, reflektorisch geschieht.
Die Atemmuskeln werden nie einzeln angegangen, sondern für die Stimmfunktion immer insgesamt aufbereitet. Ab einem gewissen Trainingsniveau werden sie dann auch immer gemeinsam verfügbar sein.
Das *Zwerchfell* hat von allen Atemmuskeln die größte Bedeutung. Man kann es allerdings nur am Röntgenschirm beobachten. Aus den Konturen und Bewegungen kann man indirekt auf die jeweilige Aktivität schließen. Bei atemphysiologischen Untersuchungen kann man auch die elektrische Aktivität messen, und zwar mit Hilfe von Elektroden, die

verschluckt und an der Durchtrittsstelle der Speiseröhre durch das Zwerchfell postiert worden sind. Auf Grund solcher Meßergebnisse und praktischer Erfahrungen vertreten die Verfasser folgende Auffassung: *Das Zwerchfell ist als großer, quergestreifter Innenmuskel wohl nicht greifbar, und seine Aktivität ist nur indirekt erfaßbar, aber es ist eingespannt in alles, was wir tun und was uns bewegt.* Schon an dieser Stelle sei vorweggenommen, daß außer jenen Mitbewegungen, die im Verein mit anderen Muskelgruppen geschehen, das Zwerchfell selbst durchaus Gegenstand von Übungen sein kann. Als Schlüssel dafür bieten sich Stimme und geistige Zuwendung an. Das hierfür notwendige Koordinationsvermögen ist leider vielen Menschen verlorengegangen, offenbar im gleichen Verhältnis, in dem Haltungsschäden bereits im Schulalter zunehmen. Hinzu kommen Bewegungsmangel und Modetorheiten, die mit Einengungen im Gürtelbereich verbunden sind. Haltungsverfall und Stimmverfall gehen Hand in Hand.

Nach der Haltungsverbesserung folgt nun die muskuläre Aufbereitung des Gürtelbereiches. Auf diesem Wege erreichen wir das Zwerchfell, das von alters her als Basis der Stimmfunktion gilt.

Übung 15 Gähnen

Das Gähnen zählt im Rahmen der Stimmerziehung zu den ältesten Übungen. Man muß lernen, den Gähnreflex jederzeit auszulösen. Das läßt sich etwa auf folgende Weise erreichen: Ein o formen, wie beim Daumenlutschen, die Oberlippe herunterziehen, eine Luftkugel im Munde einschließen und den Unterkiefer senken. Dadurch weitet sich der vordere Mundbereich, und dies setzt sich nach hinten zu fort. Man muß besonders darauf achten, daß die schrittweise Aufwölbung des hinteren Mund- und Rachenraumes während des gesamten Gähnvorgangs größer wird und keinesfalls wieder zusammenfällt. Wenn sich beim Gähnen die Vergrößerung des Mund- und Rachenraumes frei entfalten kann, dann stellt sich mit der Weitung im Hals auch eine Weitung im Gürtelbereich ein. Im Halsbereich dient sie dem Kehlkopf, im Gürtelbereich nimmt das Zwerchfell daran teil.

Gähnen ist naturgegebene Inanspruchnahme des ganzen Atem- und Stimmapparates. Mit begleitendem Räkeln reicht es von den Fingerspitzen bis in die Zehen. Dabei werden mühelos Urlaute frei, die auf die Zuhörer ansteckend wirken. Diese beherrschbare Bewegungseinheit ist ein Paradebeispiel für Ökonomie im Gebrauch der Ausdrucksmittel, die den Kontakt fördern.

Das unterdrückte „Anstandsgähnen" kann nicht zu der beschriebenen Weitung führen, im Gegenteil, Gähnen läßt sich sogar verhindern, wenn man es bewußt durch einengende Bewegungen blockiert. Es wird zum

Beispiel nicht aufkommen, wenn man den Oberbauch einzieht. Man kann auf diese Weise sogar den bereits eingeleiteten Bewegungsablauf unterbinden. Die Entfaltung des Gähnvorgangs läßt sich an jeder Stelle, die er durchläuft, mit einer Gegenbewegung blockieren. Daher dürfen bei der Übung keine einengenden Bewegungen im Mund-, Rachen- oder Gürtelbereich zugelassen werden. Hoch- und Seitwärtsstrecken der Arme beim Räkeln sind unterstützende Mitbewegungen. Sobald sich zwischen Zungengrund und Gaumen die Weitung einstellt, soll der Mund weit geöffnet werden.

Gähnübungen erlauben zwanglos, daß Mund- und Rachenraum groß und leicht umformbar werden. Diese Einstellung brauchen wir für die Tragfähigkeit der Stimme und für die Deutlichkeit der Artikulation. Anfangs ein Augenblickserfolg, wird die Gähneinstellung nach einiger Übung schnell verfügbar. So kommt für die Stimme ein Megaphoneffekt zustande. Die Weitung beim Gähnen im Hals- und Gürtelbereich vermittelt die Einstellung, die wir brauchen, damit einerseits der Gürtelbereich zur Atembasis wird und anderseits der ganze Atemraum bei der Stimmfunktion mitwirken kann. Gähnbewegungen sind auch Zwerchfellbewegungen, daher wird jede Gähnübung auch zur Zwerchfellübung.

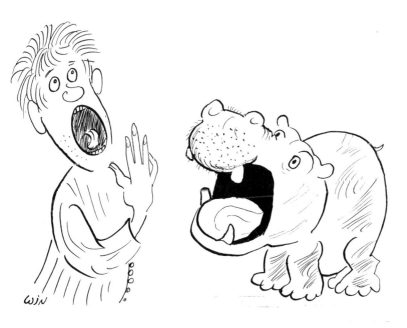

Übung 16 *Erstes Kontrollempfinden für das Zwerchfell bei der Stimmtätigkeit*

Wie bei jedem Muskeltraining haben wir auch beim Training des Zwerchfells die Vergrößerung und Steigerung der Ansprechbarkeit und die Anhebung der Ruhespannung zum Ziel. Die Bedeutung der Zwerchfellfunktion für die Stimmtätigkeit kann man schon auf ganz einfache Weise erfahren.

Man steht bequem und spricht einen geläufigen Text, wie etwa *Hänschen klein ging allein in die weite Welt hinein* und achtet diesmal darauf, wie oft man den Text in einem einzigen Atem sagen kann. Die Zahl der Wiederholungen wird vermerkt. Daraufhin beginnt man zu gähnen und spricht den gleichen Text aus der Gähneinstellung heraus, wiederum so oft es geht. Dabei räkelt man sich von den Fingerspitzen durch den ganzen Körper bis in die Zehenspitzen hinein. Jeder wird leicht feststellen können, daß unter Gähnen und Räkeln der Testsatz viel öfter hintereinander gesagt werden kann, und zwar keineswegs leiser. Wir haben offenbar für die gleiche Leistung weniger Luft gebraucht.

Die Erklärung liegt darin, daß durch Gähneinstellung und Räkeln das Zwerchfell seine Aktivität erhöht. Erhöhte Aktivität dieses Muskels bedeutet Zug nach unten, also Einatmungstendenz. Die Stimmatmung wird umso ökonomischer, je mehr das Zwerchfell bei der Stimmtätigkeit dem Ausströmen der Luft entgegenwirkt, also eine Zügelfunktion erfüllt.

Den besten Zugang hierfür eröffnet uns das Erarbeiten der sogenannten *Gähnspannung*[16]. Unter Gähnspannung verstehen wir jene Spannung, die sich bei dem zuvor ausgeführten Gähnen einstellt. Dabei handelt es sich um einen gegenüber der Ruhesituation angehobenen Spannungszustand aller beteiligten Muskeln, die an der Ausformung des Mund- und Rachenraumes wie auch des unter dem Kehlkopf gelegenen Atemraumes mitwirken. Weil alle geistig-seelischen Verspannungen in Mund, Schlund und Kehlkopf zu Verengungen führen, macht es vielen Menschen bereits Schwierigkeiten, in natürlicher Art zu gähnen, erst recht aber, eine für die Stimmtätigkeit vorteilhafte Weitung herzustellen. Mit den folgenden *Übungen 17 bis 28* kann die Gähnspannung von verschiedenen Seiten her erarbeitet werden.

Übung 17 *Erheben aus der Hocke mit Ton*

Man spricht im Stehen als Test die Silbenfolge *hu-mu-nu-ngu,* und zwar etwa nach Art einer Beschwörungsformel. Dann wird der Hocksitz eingenommen. Nun erhebt man sich ganz langsam, wobei man das Becken so schaukelt, wie dies ein schwanzwedelnder Hund tut. Währenddessen wird *hu-mu-nu-ngu* nach Art einer Beschwörungsformel wiederholt. Sobald man steht, spricht man die Formel zum dritten Mal. Die Beschwörung erfordert Zuwendung. Unsere Silbenzusammenstellung wurde bewußt gewählt. Das u erfaßt die tiefsten Resonanzräume, h entspricht der hintersten, m der vordersten Artikulationsstelle, während n die zweite und ng die dritte repräsentiert. Dieses schnelle Wechseln zwischen möglichst weit entfernt liegenden Artikulationsstellen vertieft ein korrektes Erspüren der verschiedenen Artikulationszonen. Die stimmhaften Konsonanten m, n und ng verlangen, daß außer der Mundhöhle auch der Nasenraum mitwirkt. Dadurch wird der Klang voller. Die hierbei im Nasenraum mitschwingende Luft verbessert hörbar den Klang; wohlgemerkt: nicht eine in die Nase strömende, sondern nur die schwingende Luft verbessert den Klang. Eine vermehrte Luftströmung in der Nase führt zum Näseln, eine Nasenresonanz hingegen, bei der alle Luft schwingt, erhöht die Tragfähigkeit der Stimme[17].

Rückenrolle mit Ton   *Übung 18*

Man sitzt mit angezogenen Beinen auf dem Boden und umfaßt mit den Händen von außen her die Unterschenkel. Nun rollt man sich zurück und wieder nach vorne. Der Rückwärtsschwung wird angeworfen, der

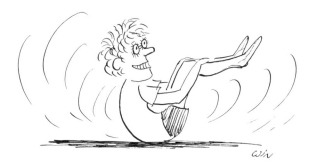

Vorwärtsschwung soll aus der Bewegungsumkehr heraus mühelos zum Sitzen führen. Der Atem darf dabei nicht angehalten werden. Dieses Hin- und Herrollen wird eine Zeitlang beibehalten. Dann wird zusätzlich der Vokal a angestimmt und in bequemer Mittellage ausgehalten. Sobald man die oberen Lendenwirbel plumpsend überrollt, erleidet der Ton beim Rückwärtsrollen regelmäßig einen Bruch. Wiederholt man darauf den Vorgang, ohne zu plumpsen, indem man Wirbel für Wirbel abrollt, dann gibt es keinen Bruch. Beim Wiedervorrollen klingt der Ton zu-

nehmend freier und voller, dies ganz besonders im letzten Drittel der Bewegung.
Schon das einfache Abrollen bringt eine gewisse Dehnung im hinteren Gürtelbereich. Viel ausgeprägter geschieht dies bei der behutsam geführten Rollbewegung.

Übung 19 Beckenschaukel

Auch diese Übung verhilft dazu, die Gähnspannung im Gürtelbereich zu erarbeiten. Auf harter Unterlage wird die Rückenlage eingenommen. Man versucht nun innerlich abwärtszuspüren, wie die Wirbelsäule mit dem Boden Kontakt hat. Bei diesem Durchspüren findet man eine Lücke im Bereich der Lendenwirbel. Wenn sie stark ausgeprägt ist, spricht man von einem Hohlkreuz. Das hat die schon im *Kapitel 7* beschriebenen Nachteile für die Stimme, weshalb es notwendig ist, das Hohlkreuz zu vermindern. Man versucht also, das Ausmaß der Lücke zu erspüren und gedanklich festzuhalten. Dann werden die Füße bis ans Gesäß herangezogen, die Knie bis über den Bauchnabel angehoben und die Unterschenkel gekreuzt. Damit der Hals nicht überdehnt wird, soll das Kinn leicht zur Brust herangezogen werden. Auf diese Weise wird die unerwünschte Verspannung im Halsbereich vermieden. Dann führt man die Knie langsam nach rechts, wobei die linke Schulter auf dem Boden liegenbleibt. Sodann werden die Knie allmählich auf die linke Seite geführt, wobei die rechte Schulter auf dem Boden bleiben muß. Die Schaukelbewegung wird langsam mit dem Becken vollzogen. Die Schultern liegen auf dem Boden, die Arme bequem seitab.
Während des ganzen Übungsablaufes ist darauf zu achten, daß der Atem die Bewegung ungehindert begleitet, auf gar keinen Fall darf er angehalten werden. Aus der Seitwärtsbewegung wird die Übung gesteigert, indem man aus der Mittelposition mit den Knien einen möglichst großen Kreis beschreibt. Der Oberkörper bleibt ruhig, und der Atem soll ganz ungehindert fließen. Die Kreisbewegung wird einige Male rechtsherum und dann linksherum ausgeführt. Die Übung soll jeweils nur soweit gesteigert werden, wie es ohne Abschnüren des Atems gelingt. Wenn die Übung ausgeführt ist, nimmt man die Unterschenkel wieder parallel zueinander, setzt die Füße beim Gesäß auf und läßt die Beine langsam in die Ausgangslage zurückgleiten.
Bei gelungener Übung wird man deutlich merken, daß nunmehr die Wirbel im Kreuzbereich besser aufliegen als vorher, das Hohlkreuz hat sich also verringert. Es stellt sich auch regelmäßig eine angenehme Empfindung in dieser Körperpartie, dem häufig vernachlässigten hinteren Halbkreis unseres Gürtelbereiches, ein. Mit der Verringerung des Hohlkreuzes geht auch der dazugehörige Hängebauch zurück. Durch die

Verbesserung der Haltung erreichen wir eine Erhöhung der Gähnspannung. Das Ziel der Übung ist dann erreicht, wenn nicht nur im Liegen, sondern auch im Stehen und Umhergehen die geschilderte Wahrnehmung im Gürtelbereich erhalten bleibt und die Stimme voller klingt. Selbstverständlich ist mit einmaliger Ausführung keine dauernde Haltungsverbesserung erzielbar, erst regelmäßiges Üben bringt nach und nach den gewünschten Erfolg.

Bärensitz *Übung 20*

Eine weitere Steigerung im Erüben der Gähnspannung im Gürtelbereich stellt der sogenannte Bärensitz dar. Man sitzt auf dem Boden, hebt Arme und Beine an und balanciert dabei das Gewicht auf den beiden

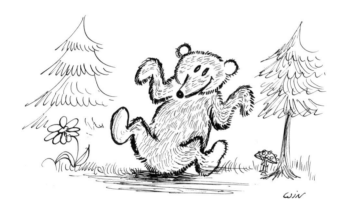

Sitzhöckern. Arme und Beine werden ein wenig gespreizt, die Knie- und Ellenbogengelenke zur Mittelstellung gebeugt. Wenn man so das Gleichgewicht gefunden hat, werden die Knie so hoch wie möglich gehoben, die Hände in Kopfhöhe gehalten, die Handgelenke in bequemer Mittelstellung gebeugt und die Zehen angehoben. Wieder ist sorgfältig darauf zu achten, daß die Atmung nicht blockiert wird. Die Balance soll nur so lange gehalten werden, wie es ohne Anstrengung möglich ist. Ein Testsatz, vor und nach der Übung gesprochen, läßt die Verbesserung der Stimmqualität deutlich erkennen.

Diese Auswahl von Übungen *(15 bis 20)* zum Erarbeiten der Gähnspannung im Gürtelbereich kann wohl allein ausgeführt werden, ein kontrollierender Lehrer ist aber – besonders am Anfang – von Vorteil, zumal die Art der Ausführung sehr von Alter und Geschicklichkeit des Übenden abhängt.

Übung 21   Wasserschilaufen

Als Zugseil verwendet man ein elastisches Band, als Ersatz auch zwei übereinandergelegte Fahrradschläuche. Sie werden in Kopfhöhe an einen Haken oder ans Fensterkreuz gehängt oder im Garten um einen Ast gelegt. Dann greift man mit vorgestreckten Armen in die Schläuche und geht so weit auf Distanz, bis eine leichte, federnde Spannung im Zugseil und im ganzen Körper bemerkt wird. In richtiger Stellung spürt man ein deutliches Ziehen in den Waden; keinesfalls darf man mit dem Gewicht in die Schläuche hineinfallen. Aus den Schultern heraus werden die Arme verlängert, dabei soll man das Heraustreten der Wirbel mit ihren Dornfortsätzen spüren. Das wird zuerst an den unteren Halswirbeln bemerkbar. Dann sollen die Arme immer länger werden, bis ein richtiger Katzenbuckel entsteht. Während dieser weiteren Durchdehnung spürt man das Heraustreten der Dornfortsätze bis in die Lendenwirbelsäule hinein, und zwar Wirbel um Wirbel. Der Lehrer oder ein kundiger Partner können dabei von oben nach unten tastend nachprüfen, welcher Wirbel jeweils an der Reihe ist. Sobald im Verlaufe der Übung die Lendenwirbel erreicht sind, geht man in ein federndes Kniewippen über, hebt die Fußspitzen hoch und nimmt dabei das Becken noch weiter zurück, man nimmt also eine Haltung ein, wie wenn man über Wellenberge gleiten wollte. Dabei spürt man allmählich die Steißwirbel. Zu allem versucht man noch in dieser Position zu wippen und einen Ton anzustimmen, etwa so, als wollte man dem Steuermann des Motorbootes *halloo!*

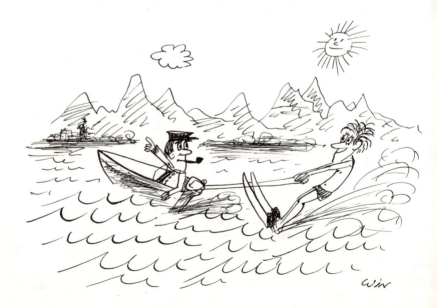

zurufen. Dabei ist deutlich zu hören, daß ohne Anstrengung ein voller Ton entsteht. Daraufhin geht man den ganzen Weg wieder zurück, das heißt, das Wippen wird eingestellt, die Zehen werden auf den Boden gesetzt, und der Katzenbuckel wird behutsam, Wirbel um Wirbel, von unten nach oben zurückgenommen. Zuletzt läßt man sich von den Gummischläuchen in die Ausgangsposition zurückziehen.

Die Übung ist mit Atemsteigerung verbunden; erstaunlicherweise geschieht das nicht unter Hinzunahme der Atemhilfsmuskulatur, vielmehr vollzieht sich eine vertiefte Zwerchfellatmung. Richtig ist die Übung, wenn sie durch alle Stationen so kontrolliert geführt wird, daß sich der Körper in einem umspielten Gleichgewicht befindet. In keinem Übungsabschnitt darf man sich mit dem Körpergewicht zurückfallen lassen. Das federnde Zugseil, in unserem Fall die Fahrradschläuche, soll nur anfangs stark sein, später gelingt der gleiche Effekt auch mit zarter Federkraft, weil man sich unbewußt jeder Federspannung anpaßt. Die Feder wird hier zum Partner.

Viele Haltungsschäden sind nicht allein durch vermehrte Krümmung der Wirbelsäule gekennzeichnet, sondern zeigen auch eine Verlagerung der Wirbelkörper. Anstatt der gut tastbaren Dornfortsätze findet man eine tiefe, kahnförmige Rinne. Diese Fehlform beeinträchtigt die Entfächerung der Rippen. Für Personen mit derartigen Erscheinungen ist diese Übung besonders wertvoll.

Rückendehnen im Stehen   Übung 22

Man steht zuerst bequem und spricht einen Testsatz. Während die Füße mit ihrer ganzen Fläche auf dem Boden bleiben, reckt man, ohne ein Hohlkreuz entstehen zu lassen, Körper und Arme hoch, etwa in der Absicht, einen an der Decke hängenden Lampenschirm herunterzuziehen. Diese Streckung führt automatisch zum Einströmen von Luft. Auf dem Höhepunkt der Streckung dürfen weder Bewegung noch Atem angehalten werden, sondern das Strecken und das Herunterziehen müssen fließend ineinander übergehen. Dabei ist höchste Streckung mit größter Luftfüllung verbunden. Genau in die Bewegungsumkehr hinein soll der Testsatz einfließen. Die Übung wird mehrere Male wiederholt. Dann geht man umher, wiederholt den Testsatz und prüft den Qualitätsunterschied. Wieder wird man merken, daß ohne Anstrengung ein voller Ton entsteht.

Der Effekt dieser Übung hängt ab vom Streckungsgrad, vom zeitgerechten Einsetzen der Stimme im Augenblick der Bewegungsumkehr und natürlich ganz besonders von der geistigen Zuwendung, das heißt, man muß sich die Lampe plastisch vorstellen und wirklich alle Aufmerksamkeit auf das Herunterziehen lenken.

Übung 23 Rückendehnen beim Bücken

Man steht bequem, beugt dann den Oberkörper bis zur Horizontalen vor, streckt die Kniegelenke durch und läßt die Arme vor dem Körper pendeln. Während der Oberkörper leicht auf- und abwippt, wird nun ein Ton mittlerer Höhe auf *hooo* ausgehalten, solange dies mühelos geht. Dann wird das Wippen eingestellt und der Oberkörper langsam aufgerichtet. Während des Aufrichtens ergibt sich folgendes: Der Ton wird aus der Beuge nicht nur in gleicher Qualität in den Stand mitgenommen, sondern er wird sogar noch voller. Wenn die Luft beim Wippen schon etwas knapp war, so vergeht diese Knappheit mit dem Aufrichten, der Vollton läßt sich im Stehen sogar eine ganze Weile aushalten, und zwar vollkommen mühelos.

Bei diesen Übungen *(21 bis 23)* ist eine Reihe von Muskelgruppen beteiligt. Es sind Haltemuskeln, besonders die Rückenstrecker, Interkostalmuskeln (Zwischenrippenmuskeln), Bauchmuskeln und das Zwerchfell, dessen Funktion bekanntlich über die hinteren Schenkel innig mit der Haltemuskulatur verbunden ist. Die genannten Muskeln haben zweifellos mehrere Aufgaben zu erfüllen, ihre Mitwirkung an der Phonation ist nur eine davon. Unsere verschiedenen Übungen sind immer wieder so aufgebaut, daß sich alle an der Gähnspannung im Gürtelbereich beteiligten Muskeln besonders leicht in die Phonation einfügen.

Es folgen nun Übungen für zwei Personen.

Übung 24 Sacktragen

Zwei Partner stellen sich hintereinander. Der Vordermann spricht einen Testsatz, die Stimmqualität wird registriert. Der Hintermann legt nun seine Arme über die Schultern des Vordermannes und hängt sich an,

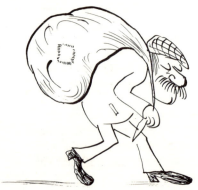

ohne den Vordermann im Halsbereich zu beengen. Der Vordermann beugt sich vor und zieht damit seinen Partner etwas vom Boden hoch. Mit der Last auf dem Rücken geht er dann umher und wiederholt den Testsatz. Man kann sich leicht von der besseren Qualität der Phonation, die sich durch muskuläre Belastung einstellt, überzeugen. Hierbei wird die Gürtelspannung über die Rückenmuskulatur angehoben und der Tongebung vorteilhaft zur Verfügung gestellt. Das Beibehalten dieser muskulären Einstellung auch nach der Übung läßt sich an der Tonqualität des Testsatzes wahrnehmen.

Reiter und Pferd — Übung 25

Man stützt sich auf die Knie und die Handflächen, um das Pferd zu spielen. Der Partner setzt sich auf den Rücken des „Pferdes" und übt einen Schenkeldruck gegen den unteren Rippenbereich des „Pferdes" aus.

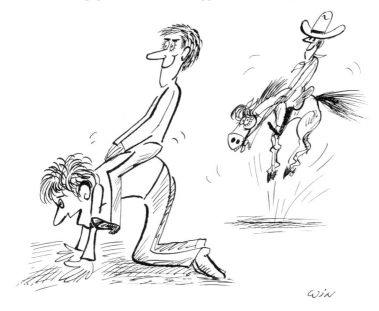

Dieses wehrt sich unter mehrmaligem *Hoi Hoi!*-Rufen gegen den Druck. Rufen mit gleichzeitigem Abwerfversuch führt zu einem Auseinanderschnellen der Flankenpartie, wodurch die Einatmungstendenz während der Stimmtätigkeit verstärkt wird, sodaß die Stimme voller klingt als ohne diese muskuläre Hilfe.

Anfangs bleibt die muskuläre Einstellung nach Beendigung der Übung nur kurze Zeit erhalten, aus der Übungserfahrung ist man aber nach und nach imstande, sie auch ohne Partner zu erreichen.

Übung 26 Sitzwippe

Zwei Partner sitzen einander aufrecht auf Stühlen gegenüber und fassen sich gegenseitig bei den Handgelenken. Dabei soll der Abstand so sein, daß die Arme gestreckt sind. Die Füße werden so gegeneinandergestellt, daß sich die Fußspitzen berühren. Nun spricht einer einen Testsatz.

Dann versuchen beide, miteinander aufzustehen und etwa zehn Zentimeter über dem Sitz in Schwebe zu bleiben. Dabei muß die aufrechte Position der Wirbelsäule beibehalten bleiben, es darf weder ein Hohlkreuz noch ein Katzenbuckel entstehen. Nun wippen beide im Rhythmus auf und ab. Anschließend wird der Testsatz zum zweiten Mal gesprochen. Die Qualitätsverbesserung ist deutlich hörbar, und man hat auch hier wieder den Eindruck, daß die Stimme voll klingt und mühelos trägt.

Nach einer Weile gleiten beide Partner langsam in den Ausgangssitz zurück. Der Testsatz wird nun zum dritten Mal gesprochen. Die muskuläre Einstellung soll durch Wiederholung des Übungsvorgangs gefestigt werden.

Übung 27 Kreuzwippe

Zwei Partner stellen sich Rücken an Rücken, der eine spricht einen Testsatz. Mit Ausnahme der natürlichen Krümmungen im Hals- und Lendenbereich soll enger Wirbelsäulenkontakt hergestellt werden. Beide versuchen nun, ähnlich wie bei der Nackenaufrichtung, aneinander hochzuwachsen, das heißt größer zu werden, ohne ein Hohlkreuz zu bilden. Nach dem Aufrichten der Wirbelsäule strecken beide die Arme hoch und fassen sich fest bei den Händen. Darauf geht der, der den Testsatz nicht gesprochen hat, den Rückenkontakt bewahrend, ganz langsam so tief, daß er seinen Partner geschickt auf den Rücken nehmen kann. Das geschieht ungefähr so, wie man es bei Sackträgern beobachten kann. Es ist darauf zu achten, daß der Getragene seine Arme dem Träger ganz überläßt und keinesfalls die Muskeln verspannt. Der Träger muß seinen Kopf tief genug hinunterbeugen, damit der Getragene gut liegen kann.

Besonders Kopf und Nacken müssen gelöst aufliegen, die Funktion des Kehlkopfes darf nicht durch Überdehnung im Halsbereich gestört werden. Nach etwa 10 bis 20 Sekunden wird der Getragene langsam auf seine Füße zurückgelassen. Dann richten sich beide nochmals aneinander auf, strecken die Arme hoch und suchen wieder den Wirbelsäulenkontakt. Anschließend lösen sie sich voneinander, und der Getragene wiederholt zur Qualitätskontrolle den Testsatz.

Hirschkampf

Übung 28

Zwei Partner stehen einander breitbeinig auf Armlänge gegenüber und legen sich gegenseitig die Hände auf die Schultern. Dann neigen sie die Oberkörper vor, bis sich die Köpfe am Scheitel berühren. Nun versucht einmal der eine, dann der andere unter *Hoi Hoi*-Rufen den Partner wegzuschieben. Es wird empfohlen, zwischen die Köpfe ein flaches Kissen zu legen.

Aus der Absicht heraus, den Partner wegzuschieben, formieren sich alle für die Schubkraft notwendigen Muskelgruppen, von den Füßen bis zum Schädeldach, zu einer einzigen Aktionseinheit. Mit dem *Hoi*-Rufen weichen die Flanken auseinander, wodurch die Einatmungstendenz, das heißt die erwünschte Zügelfunktion des Zwerchfells während der Stimmtätigkeit, verstärkt wird. Die Hilfe kommt diesmal über die Schubkraft, die von den Rücken- und Nackenmuskeln ausgeht.

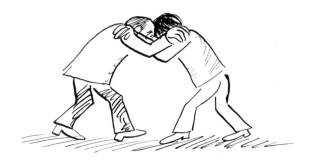

Alle Übungen des *Kapitels 8* dienen dazu, die Muskeln für eine ökonomische Stimmatmung aufzubereiten. Der Anfänger, der beim Wort „Sprechen" nur an Mund und Kehlkopf denkt, erfährt, daß an der Stimmtätigkeit Muskeln des Halte-, Bewegungs- und Atemsystems teilnehmen. Nach und nach kann er seine Empfindungsfähigkeit dafür vertiefen. Mit zunehmender Erfahrung vermag er eine durch die Übung gewonnene Einstellung auch außerhalb der Übungssituation abzurufen. Entscheidend dafür ist die gleichzeitige Kontrolle durch Gehör- und Muskelempfinden, denn eine vom Gehör registrierte Qualität kann offenbar dann leicht reproduziert werden, wenn von der Einstellung des Muskelapparates nichts Wesentliches verlorengegangen ist.
Es wurde auch darauf hingewiesen, daß wir bei muskulären Übungen die Zwerchfellfunktion nicht für sich allein, sondern nur in Bewegungseinheit mit anderen Muskeln erüben können. Isolierte Zwerchfellübungen à la Bodybuilding gibt es nicht.

Mit den Übungen für die Gähnspannung erfassen wir den gesamten Atem-, Stimm- und Artikulationsapparat von den Lippen bis zum Zwerchfell, das die Basis von Stimm- und Atemraum sein soll[18]. Die Phonation erfolgt während der Ausatmungsphase. Es wurde darauf hingewiesen, daß bei ökonomischer Phonation das Zwerchfell eine Zügelfunktion hat, das heißt, mit seiner Einatmungsaktivität während der Stimmtätigkeit dem Verströmen von Luft entgegenwirkt, wie experimentell nachgewiesen werden konnte. Dieser bedeutsame Vorgang ist für die Tragfähigkeit der Stimme entscheidend.

9. Atmung und Intention

Bisher wurden die Übungen so gewählt, daß die Bewegung den Atemablauf bestimmte. Nun wollen wir auf die *Intention* als einen für die Phonation wichtigen Atemantrieb eingehen. Die Intention ist eine Leistung des zentralen Nervensystems. Sie besteht im Aufnehmen, Verarbeiten und Reagieren auf Sinneseindrücke[19]. Steigerung der Aufmerksamkeit führt, wie schon erwähnt, zu erhöhter Muskelspannung, im Bereich der Atemmuskulatur bewirkt dies eine Einatmungstendenz. Zum Erüben der intentionalen Zuwendung können alle Sinne herangezogen werden.

Übung 29 Inspiration durch Zuwendung – Sehen, Betrachten

Man tritt an ein möglichst großes Bild ganz nahe heran, um eine winzige Einzelheit mit den Augen zu fixieren. Dann tritt man langsam von dem Bild zurück, um es als Ganzes in sich aufzunehmen. Diesen Vorgang soll man in einem Zuge durchführen.
Beim Wiederholen wird einmal darauf geachtet, wie die Atmung abläuft. Dabei zeigt sich in der Regel, daß ein derartiges Fixieren eines Punktes bei den meisten Menschen mit Anhalten der Atmung verbunden ist. Das Zurücktreten und Aufnehmen des ganzen Bildes hingegen führt zwanglos zu einer Inspiration. Sie fällt umso tiefer aus, je intensiver man den Bildeindruck in sich aufnimmt. Wesentlich ist wieder die Feststellung, daß sich der Atem auch ohne absichtliches Luftholen einstellt. Hierbei ist man von der Inspiration nicht im mindesten belastet.
Es folgt die Gegenprobe: Man wiederholt jetzt die Übung, indem man beim Zurückgehen vom Bild diesmal ganz bewußt tief Luft holt. Ein Vergleich der Empfindungen bei intentional bedingter Inspiration und bei tiefem Luftholen läßt ihre unverwechselbare Verschiedenheit spürbar werden.

Inspiration durch Zuwendung – Lauschen   Übung 30

Man sitzt bequem auf einem Stuhl. Dann stellt man sich vor, daß es hinter einem an die Tür klopft. Man wird aufmerksam, wendet sich interessiert um umd fragt aus dem Lauschen heraus: *Wer ist denn da?* Wenn man dies so ausführt, spürt man sehr deutlich die intentional bedingte Inspiration. Wird dagegen das Umwenden als rein mechanische Bewegung gemacht, das heißt, ohne wirklich zu lauschen, ohne teilnehmendes Interesse und in völliger Gleichgültigkeit, dann bleibt auch die Inspiration aus.

Inspiration durch Zuwendung – Riechen   Übung 31

Man stellt sich vor, daß man einen Raum betritt und von einem Partner auf Gasgeruch aufmerksam gemacht wird. Darauf hält man im Gehen inne, steigert die Aufmerksamkeit und das Geruchsempfinden. Wenn man statt dessen nur demonstrativ schnüffelt, so stört man damit die Feinheit der Geruchswahrnehmung.
Intentionales Verhalten führt dazu, daß die Luft in verlangsamter Inspiration an den Riechzellen vorbeigeführt wird. Dadurch werden Sinneswahrnehmung, Informationsverarbeitung und die entsprechende Reaktion erleichtert. Der Unterschied zwischen intentional bedingter Inspiration und bewußtem Schnüffeln ist recht deutlich.

Inspiration durch Zuwendung – Tasten   Übung 32

Man sitzt an einem Tisch, hält die Augen geschlossen und ertastet mit der Hand einen auf der Tischplatte liegenden Korken. Sobald er gefunden ist, soll seine Form und Größe erfühlt werden. Den Vorgang wiederholt man mehrere Male. Quasi mit einem Seitenblick achtet man noch darauf, wie sich die Atmung vollzieht. Man wird deutlich wahrnehmen können: je stärker die Intention zum tastenden Auffinden, umso spürbarer die Inspiration. Richtig läuft die Übung dann ab, wenn die Absicht, etwas zu ertasten, die gesamte Muskulatur in ihren Dienst nimmt. Dadurch reicht die Tastabsicht gewissermaßen über die Fingerspitzen hinaus. Dies erfordert, daß der Arm weder verkrampft noch schlaff, sondern in der schon mehrfach erwähnten, geführten mittleren Spannung, also im Eutonus, agiert. Das allein macht sozusagen durchlässig für Empfindung und Reaktion[20]. Aus einer solchen Einstellung wird man in unserem Beispiel den Korken auffinden und seine Konturen, seine Größe und Beschaffenheit ertasten.
Als Gegenprobe soll man bei geschlossenen Augen einfach mit der Hand auf dem Tisch „herumpatschen", also die Suchintention dabei bewußt

ausschalten. Selbstverständlich wird man auch so auf den Korken stoßen. Das ganz unterschiedliche Begleitempfinden während dieser beiden Vorgänge prägt sich jedoch deutlich in der Atmung aus. Bei fehlender Suchabsicht kommt keine Inspirationstendenz auf.

Die *Übungen 29 bis 32* sind Beispiele dafür, wie man mit Intention eine Spannungserhöhung der Muskulatur und die damit verbundene Inspiration erreicht. Wir haben bereits eine derartige Inspiration dem schnappenden Luftholen gegenübergestellt und unterschieden, daß das erstere wohltuend, das letztere belastend ist.

Es ist auch wichtig, daß bei allen Übungen die Atmung als Begleitempfindung mehr und mehr zu Bewußtsein kommt. Für gleichzeitiges Wahrnehmen einer Haupt- und einer begleitenden Nebenaktion kennt die Physiologie den Begriff „Partyeffekt". Darunter versteht man jene zweigeteilte Aufmerksamkeit, die zum Beispiel erlaubt, an einem Gespräch teilzunehmen, aber gleichzeitig interessante Einzelheiten wahrzunehmen, die sich hinter dem Rücken abspielen. Für unsere Übungen heißt das, einen Vorgang zu vollziehen und dabei mit einem Seitenblick die Atmung zu beachten und zu empfinden. Allerdings darf durch diese Art von Hinwendung auf die Atmung ihr Ablauf in keiner Weise behindert werden. Das Einschalten dieser Kontrollempfindung ist für die Phonationsatmung besonders wichtig.

Der Lernende muß nach und nach auch ein Kontrollgefühl für die jeweilige Atemsituation, in der er sich gerade befindet, entwickeln, das heißt, er muß merken, wann er seinen ökonomischen Bereich verläßt, folglich die Luft knapp wird; vor allem muß ihm auffallen, wann er schnappt, wann er sich zu viele Wörter in einem Atem zugemutet hat, wann er ein Satzende durchpreßt, weil er fälschlicherweise den Gedankenbogen in dieser Art durchhalten wollte, und anderes mehr. Es ist für jede Art von Ausdrucksgestaltung wesentlich, daß man sich augenblicklich der Beengungsgefühle bewußt wird, die dabei in Hals- und Brustbereich spürbar werden. Erst wenn das Empfinden für diese unterschiedlichen Spannungszustände entwickelt ist, kommt man in die Lage, diese beim Stimmgebrauch nachteiligen Begleiterscheinungen auszuschalten.

Die intentionale Einstellung muß also besonders geübt werden, weil damit für die Phonation die besten Atembedingungen erreicht werden.

10. Gegenüberstellung von mechanischen und intentionalen Bewegungsvorgängen

Um die Rolle der Intention richtig verstehen zu können, muß der Lernende an sich die Empfindungsunterschiede erst einmal richtig herausarbeiten.

Das Bücken als mechanische Übung und als zielgerichteter Vorgang   *Übung 33*

Man steht bequem aufrecht. Dann bückt man sich so weit vor, daß die Fingerspitzen den Boden berühren. Die Kniegelenke sind leicht gebeugt. Nach einigen Sekunden richtet man sich wieder auf. Das wird mehrere Male wiederholt. Man merkt, daß zwangsläufig das Bücken mit Ausatmen und das Aufrichten mit Einatmen verbunden ist. Es handelt sich hierbei um eine mechanische Muskelbewegung ohne Intention.

Anschließend steht man wieder bequem und bückt sich nun in der Absicht, einen kleinen Knopf vom Boden aufzuheben. Dies läuft etwa folgendermaßen ab: Man entdeckt den Knopf, faßt die Absicht, ihn aufzuheben, und führt die notwendigen muskulären Aktionen durch. Hierbei stellt sich zur Intention auch sofort die Inspiration ein und läuft während des Bückens weiter. Auch diesmal ist sie umso tiefer, je schärfer wir die intentionale Einstellung treffen. Auch hier bestätigt sich, daß der intentionale Atemantrieb stärker ausfällt als derjenige, welcher mit dem einfachen mechanischen Bücken verbunden war.

Heben der Arme und Dirigieren   *Übung 34*

Man steht bequem und hebt die Arme langsam hoch. Ab einer gewissen Höhe ist das Weiterheben der Arme von spürbarem Lufteinströmen begleitet. Senkt man nach einigen Sekunden die Arme, dann strömt Atemluft aus. Das wiederholt man einige Male und behält das begleitende Muskel- und Atempfinden im Gedächtnis. Es handelt sich hier um zweierlei: erstens um eine Bewegung, nämlich das Heben der Arme, und zweitens um die Atmung. Dabei kommt zuerst die muskuläre Aktion, dann folgt die Atmung.

Ganz anders ist dagegen der Vorgang beim Dirigieren. Wieder hebt man die Arme, aber diesmal in der Vorstellung, einem Orchester den Einsatz zu geben. Das soll im einzelnen folgendermaßen ablaufen: Man ist als Dirigent von Kopf bis Fuß in Bereitschaftsstellung, also weder schlaff noch verkrampft, sondern federnd und elastisch. Dann folgt der Blickkontakt mit den Musikern, man versichert sich dabei der Spielbereitschaft seines Orchesters und richtet zusätzlich die Aufmerksamkeit auf das Werk. Dieses intentionale „Versammeln" erreicht seinen Höhepunkt im Hochheben der Arme. Auch diesmal lassen sich die Atmung und das Hochheben der Arme wahrnehmen. Die Atmung ist aber beim Dirigieren dem Heben der Arme zeitlich voraus, der Künstler sagt dazu treffend: Die Bewegung wird vom Atem getragen.

Wiederholt man diese Dirigierübung öfter, jedesmal mit der intentionalen Einstellung, so kann man überdies feststellen, daß der geistige Entwurf stets die gleiche Bewegung der Arme hervorbringt, nahezu auf gleicher Höhe, wobei die Gelenke in Mittelstellung gebeugt und alle Muskeln etwa gleich gespannt sind, während das Gewicht der Arme als leicht empfunden wird. Auf der Höhe der Inspiration bleibt die Bewegung in Schwebe.

Wenn wir die beiden Bewegungen gegenüberstellen, dann fallen zwar jedesmal die beiden Elemente – Heben der Arme und Atmung – ins Auge, der entscheidende Unterschied ist aber, ob der Vorgang intentional abläuft oder nicht. Das Erarbeiten solcher intentionaler Einstellungen ist nicht allein für die Phonation, sondern auch für Tanz und Pantomime von großer Bedeutung. Auch dort ist die Rede davon, daß eine derartige Tanzbewegung auf dem Atem aufgebaut und zuletzt sogar vom

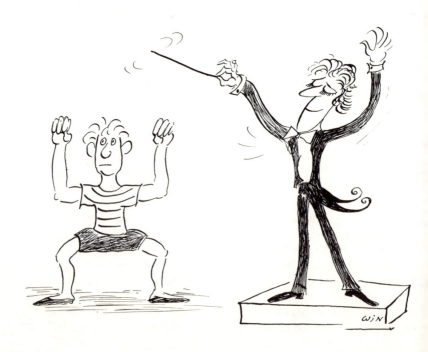

Atem getragen wird. Der Unterschied in der Ausdrucksqualität überzeugt davon, daß intentionale Gestaltung glaubwürdig, rein mechanische dagegen leer und ausdruckslos ist. Bei Aufnahmeprüfungen von Schauspielstudenten fällt – unabhängig vom Gestaltungsinhalt – auf, wie unterschiedlich die Begabungen auf diesem Gebiet sind.
Es ist bekannt, daß sich die intentionale Einstellung in Bedrohungssituationen, also wenn man sich einer Gefahr gegenübersieht, oft in natürlicher Weise ergibt. So müssen auch Boxer und Fechter im Wettkampf unablässig auf den Gegner eingestellt bleiben, wenn sie ihre Chancen wahrnehmen wollen, das heißt, sie müssen ständig die Aktionen des Gegners aufnehmen, verarbeiten und kontrolliert darauf reagieren. Das kennt jeder von Fernsehübertragungen. Beim guten Boxer imponiert nicht nur die Bewegung der Fäuste, sondern auch das elastisch federnde Muskelspiel des ganzen Körpers. Gutes Reaktionsvermögen ermöglicht erst die Ausweich- und Verteidigungsbewegungen, die dem erwarteten Schlag sogar vorauszueilen scheinen.
Diese Vergleiche sind als Reaktionsmuster auch auf Gesprächssituationen anwendbar. Der Dialog – als Wortwechsel – entspricht dabei dem Schlagwechsel. Reaktionsvermögen und Schlagfertigkeit sind an eine durchgehende Aufmerksamkeit gebunden. Natürlich ist es auch möglich, eine Konversation mit eingefahrenen Redensarten oder Floskeln einfach abzuspulen, ohne sich gedanklich zu engagieren. Das Hersagen auswendiggelernter Texte kann ebenso ablaufen. Wenn beim Dialog das intentionale Verhalten fehlt, so kann zwar kein K. o., wie beim Boxen, passieren, aber mit der Zeit erlahmt jedes Interesse beim Zuhörer.
Die geforderte Intention mit Einstellung auf den Partner geht mit allgemeiner körperlicher Tonuserhöhung[21] einher und kann ohne Ermüdung lange Zeit durchgehalten werden. Mehr darüber wird im *Kapitel 12* ausgeführt werden.

In den Übungen werden Belastungssituationen und Zeitdruck vermieden. Dies entspricht zwar kaum der Wirklichkeit, doch können sich die erwünschten Funktionsabläufe nur in einfachen Situationen einschleifen. Erst durch dauerndes Training werden sie so stark geprägt, daß ihnen Belastungssituationen nicht mehr schaden können.
Bei einer Reihe von Übungen, insbesondere für das Erarbeiten der Zuwendung, wurde schon darauf hingewiesen, daß die Regelmechanismen bei der Phonation nur dann funktionieren, wenn die Muskulatur weder verkrampft noch schlaff ist, sondern im Zustand geführter mittlerer Spannung, im Eutonus, agieren kann[22]. Meist finden wir aber eine „Überspannung", das heißt seelische Verspannung und muskuläre Verkrampfung, seltener eine „Unterspannung" mit Teilnahmslosigkeit und Schlaffheit. Beides ist für die Phonation von Nachteil.

Die intentional-eutone Einstellung, die nicht nur auf die Muskulatur beschränkt bleibt, ist über die Phonation hinaus ein Vorteil für den gesamten Organismus. Eine Reihe von Schulen versucht, den Eutonieaufbau zu vermitteln. Aus diesem Gebiet wollen wir für die Phonation nur einzelne einfache Grundübungen heranziehen. Zum weiteren Studium werden Literatur[23] und vor allem entsprechende Seminare empfohlen.

Übung 35   *Gartest*

Man nimmt eine Stricknadel zwischen Daumen und Zeigefinger und vollführt damit aus dem Ellenbogen heraus stochernde Bewegungen. Die begleitende Empfindung, die während dieser Bewegungen im Arm auftritt, soll man sich merken.

Daraufhin führt man die Bewegung folgendermaßen aus: Man stellt sich einen Kuchen vor und prüft nun mit der Nadel, ob er schon durchgebacken ist. Bei diesem allen Hausfrauen bekannten Test läuft die Bewegung ganz anders ab als beim einfachen Stochern. Beim Prüfen ergibt sich

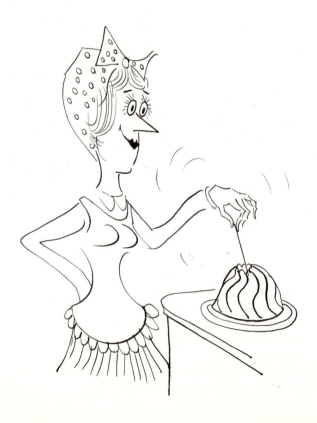

nämlich von selbst ein behutsam geführtes Einstechen, weil man nur auf Grund kleiner Widerstandsdifferenzen die Backqualität beurteilen kann. Man ist in diesem Fall vom Zentralnervensystem her dem peripheren Empfinden intentional zugewendet, das heißt, es geschieht ein Aufnehmen der Tastempfindung, das Verarbeiten derselben und kontrollierendes Reagieren. Es handelt sich dabei gewissermaßen um ein mehrmaliges Hin und Her.

Wir stellen eindeutig fest, daß beim Gartest die Begleitempfindung im Arm ganz anders ist als beim bloßen Stochern. Bei der intentional geführten Bewegung sind die beteiligten Gelenke in Mittelstellung, der Arm wirkt leicht, und alle Muskeln sind in einer mittleren elastischen Spannung, im Eutonus.

Händedruck *Übung 36*

Ein Händedruck kann sehr verschieden sein. Der Kraftmeier packt die Hand und drückt unangenehm zu. Das Gegenteil davon ist ein aus-

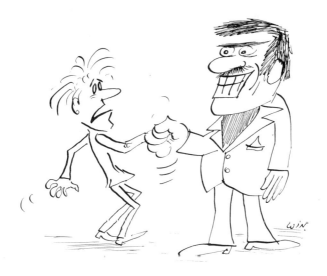

druckloses, kraftloses Hinhalten der Hand. Beide Arten werden vom Partner als unangenehm empfunden. Ein Händedruck ist dann angenehm, wenn er bewußt oder auch unbewußt im Eutonus geschieht.

Machen wir uns die verschiedenen Arten durch Übung bewußt: Einmal ergreift man die Hand eines Partners und drückt sie bewußt sehr fest.

Ein andermal gibt man die Hand unbeteiligt, sozusagen nur von der Hand bis zum Ellenbogen bei der Sache. Diese negative Einstellung soll man sich einmal ganz bewußt verdeutlichen, indem man mit der linken Hand den rechten Arm in der Ellenbeuge umfaßt und abklemmt. Auf diese Weise wird man sich bewußt, daß der Händedruck als Partnerkontakt sozusagen im Ellenbogen steckenbleibt, wodurch jede weitere Unterarmbewegung wie vom Körper abgetrennt und leblos wirkt. Auch die geistig-emotionelle Beteiligung am Vorgang soll einmal bewußt unterbleiben. Nun soll als Gegensatz dazu der Eutonus ausprobiert werden. Den Anfang macht dabei die partnerorientierte Zuwendung in intentionaler Art. Wenn der Händedruck aus dieser Einstellung heraus erfolgt, dann wird man empfinden, daß nicht allein die Hand, sondern der ganze Mensch daran unmittelbar beteiligt ist. Auch ohne isoliertes Zudrücken der Hand wird ein derartiges Ergreifen kraftvoll und angenehm empfunden werden. Man nimmt wahr, daß die Spannung auf alle beteiligten Muskeln gleichmäßig verteilt ist und die Gelenke in Mittelstellung sind. Eine derartige Einstellung erlaubt auch die Kontrolle darüber, ob und in welcher Stärke vom Partner her Kontakt einläuft.

Wieder erleben wir das Aufnehmen, Verarbeiten und kontrollierte Reagieren. Diese Beobachtungen sind keineswegs neu, sie ereignen sich normalerweise im Tagesablauf. In der Stimmschulung soll sich der Schüler diese Bewegungsabläufe bewußtmachen und daraus lernen, wie er über seine Tonusregulation nach Bedarf verfügen kann.

Übung 37 *Händeauflegen nach Art des Arztes*

Man stellt sich hinter einen Partner und legt ihm die Hände auf die Schultern. Dabei sollen sie zunächst mit ihrem vollen Gewicht plumpsend aufgelegt werden. Die Begleitempfindung soll wieder nur bis zum Ellenbogen durchgelassen werden. Anschließend probiert man das Auflegen der Hände nach Art des Arztes, das heißt, man stellt sich intentional ein, betrachtet die Schultern und legt die Hände auf. Dabei will man einerseits nicht weh tun, anderseits aber viele Informationen erhalten. Man achtet auf die Temperaturunterschiede der beiden Seiten, auf die unterschiedliche Oberflächenbeschaffenheit der Haut und auf muskuläre Spannungsdifferenzen. All das ist jedoch nur fühlbar, wenn das Händeauflegen in intentionaler Art geschieht. Derartiges Eingehen bedeutet wieder geistige Zuwendung: Man ertastet die feinen Details, verarbeitet diese Informationen, kontrolliert durch Nachtasten und nimmt die Reaktionen des Patienten auf.

Dieses Prinzip gilt nicht nur für das Auflegen der Hände auf die Schultern, sondern für jede Art manueller Untersuchung, die unter derartigen Bedingungen mit einem Minimum an Schmerz verbunden ist und vom

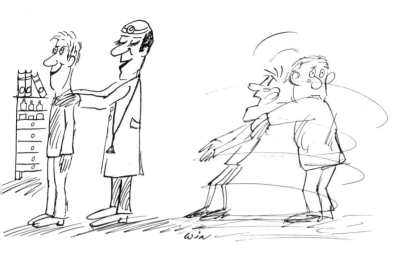

Patienten sogar als angenehm empfunden wird. Im ausgeprägten Fall spricht der Volksmund von einem Arzt, der goldene Hände hat.
Der Anfänger soll die beiden Einstellungen des Händeauflegens möglichst extrem üben. Sehr früh wird ihm dabei das differente Gewichtsempfinden auffallen. Je intensiver die Zuwendung gelingt, umso leichter werden die Arme, die Gelenke sind in Mittelstellung, und die Spannung in den Muskeln ist gleichmäßig verteilt. Sobald man Finger oder Armmuskeln bewußt verkrampft, wird die wechselseitige Beziehung unterbrochen. Die Tastempfindung kann dann nicht mehr durchfließen. Wo aber die Information fehlt, unterbleibt auch die Reaktion.

Spannungsregulation im Sitzen — Übung 38

Man setzt sich auf einen Stuhl, die Beine stehen nebeneinander. Dann versucht man, ganz bewußt zu sitzen; als Einstellungshilfe dient der Tastsinn, und zwar folgendermaßen: Man fragt sich: Wo bin ich mit meiner Umgebung in Kontakt? Wie groß ist die Fläche, auf der meine Fußsohlen aufliegen? Wie groß ist die Fläche, auf der mein Gesäß Kontakt mit dem Stuhl hat? Wo berühren meine Arme die Lehne?
Man beginnt am besten mit den Fußsohlen. Um die Kontaktfläche zwischen Boden und Fußsohlen in ihrer Größe und Beschaffenheit – noch dazu durch den Schuh – zu ertasten, ist eine intentionale Einstellung erforderlich. Dies gelingt am besten bei geschlossenen Augen. Es wird eine Zeitlang dauern, bis man die entsprechenden Empfindungen erarbeitet hat. So beginnt man zum Beispiel an der linken Fußsohle und versucht, mit Zehen, Fuß und Ferse langsam die Kontaktempfindung mit der Unterlage zu erarbeiten. Um sich die Größe der Fläche zu veranschauli-

chen, nimmt man in Gedanken einen Bleistift zu Hilfe und umfährt damit, bei der kleinen Zehe beginnend, die gesamte Fußsohle. So wird sich zunehmend ein eigentümliches Gefühl von Haftung, Festigkeit und Annehmlichkeit einstellen. Diese Sinnesempfindung kann aber nur entstehen, wenn die Muskeln der Wade, des Oberschenkels, ja des ganzen Körpers nicht verkrampft sind. Nach Erarbeiten der Empfindung in der linken Fußsohle folgt die rechte. Wichtig ist, die Sinnesempfindung links nicht zu verlieren, während man sich der rechten Seite zuwendet. Nach dem Erarbeiten der Tastempfindung an den Fußsohlen wandert man empfindend über die Waden und Kniekehlen zu den Oberschenkeln und in den Bereich des Gesäßes. Wenn die Empfindung in einer neuen Region erarbeitet wird, dürfen die bereits vorhandenen Empfindungen nicht aufgegeben werden. Vom Gesäß wandert man über Rücken und Schulterpartie in die Arme, an die Kontaktstellen mit den Armlehnen. Am Höhepunkt der Übung versucht man, alle Kontaktstellen gleichzeitig zu empfinden.

Durch derartiges Üben kommen fester Stand und fester Sitz zu Bewußtsein. Auch im Brust- und Halsbereich merkt man nach der Kontaktnahme mit der Unterlage bzw. der Umgebung eine Art Ableitung unerwünschter Verspannungen. Mit der Zuwendung zur Unterlage ist auch Orientierung nach außen verbunden. Dieses Gerichtetsein nach außen kann nicht stark genug entwickelt werden. Es entspricht der Zuwendung zum Partner mit vorteilhafter Sprechbereitschaft. Je ausgeprägter diese Zuwendung ist, umso weniger besteht die Gefahr, daß man mit der Sprechabsicht sozusagen nach innen gezogen wird und nach Luft schnappen muß. Später wird man nicht mehr fortwährend an Fußsohlen und Sitzfläche denken, denn wenn die gewünschte Einstellung einmal gefunden ist, dann wird sie schon mit dem bloßen Gedanken daran verfügbar sein.

Übung 39 *Balancieren*

Man geht balancierend über einen Schwebebalken oder einen liegenden Baumstamm. Im Gleichgewicht bleibt man aber nur, solange man nicht verspannt oder schlaff ist. Ausbalancierende Armbewegungen und Schrittführung der Beine sind von selbst aufeinander abgestimmt. Die Gesamtheit der kompensierten Bewegungen läuft einzig und allein aus der Intention des Balancierens ab. In diesen Balanceakt sollen spielerisch einfache Zurufe, wie etwa *hallo!*, eingestreut werden.

Eine andere Art dieser Übung besteht darin, daß man auf der Spitze des Zeigefingers einen Stock, der mindestens einen Meter lang ist, balanciert. Auch dabei sollen wieder einfache Zurufe eingestreut werden.

Balancieren läßt Verkrampfung oder Schlaffheit nicht zu und gelingt

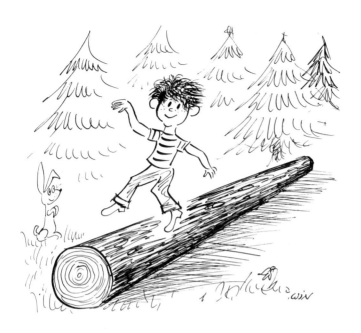

nur, wenn sich aus der ständigen Bereitschaft zum Ausgleichen ein federnd-elastisches Bewegungsprinzip eingespielt hat. Die hiermit verbundene Steigerung des Koordinations- und Reaktionsvermögens hilft wiederum die atemrhythmisch angepaßte Phonation einzuschleifen.

Balancieren mit A, B, C — Übung 40

Zwei Partner stehen einander in einer Entfernung von drei bis vier Metern auf einem Schwebebalken gegenüber. Sie sollen sich wie für ein Zwiegespräch, für Senden und Empfangen, aufeinander einstellen. Als Text kann das ABC dienen. Ein Partner ruft *A*, der andere antwortet mit *B*. Dieser einfache Dialog wird buchstabenweise nach Belieben fortgesetzt, wobei die Partner balancierend aufeinander zugehen. Die Übung läßt sich auch ohne Gerät durchführen, indem beide Partner auf einem Bein balancierend einander gegenüberstehen. Nun unterlegt man dem Dialog verschiedene Stimmungen und nimmt jeweils mehrere Buchstaben zusammen. Zum Beispiel fragt der eine Partner erstaunt: *A, B, C?* Der andere antwortet verärgert: *D, E, F!* Der eine droht mit: *G, H, I!* Der andere erwidert ausweichend: *I, J, K.* So wird das Register aller Stimmungen durchgespielt, die einzelnen Sprechabschnitte werden auf immer mehr Buchstabenkombinationen erweitert. Auf diese Weise kann man selbstverständlich jeden Text zur Dialogübung heranziehen.

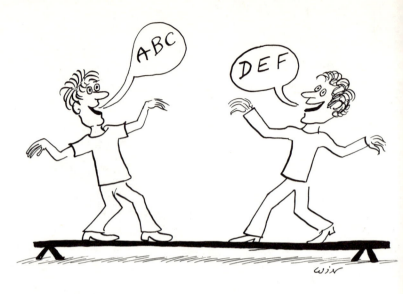

Diese wenigen Übungen *(33 bis 40)* können das Empfinden für Intention und Eutonie wecken. Immer herrscht das Prinzip von Empfangen, Verarbeiten und kontrolliertem Reagieren. Auf das Gespräch übertragen heißt das: Man soll dem Partner lauschen, die Mitteilung erfassen und sich dazu äußern. Die Äußerung bedarf einer optimalen Koordination von Stimme und Gebärde. Allein für die Stimme ist das Zusammenspiel einer Vielzahl von Muskeln erforderlich. Überlegen und lauschen sind ebenfalls komplexe Funktionen.

Nach alldem kann kein Zweifel bestehen, daß Intention und Eutonus für Ökonomie und Kontakt bei der Phonation die besten Voraussetzungen schaffen. Auf die Steigerung der Klangqualität wurde schon bei den Übungen hingewiesen. Es ist verständlich, daß die Muskeln von Atmung und Kehlkopf mit jenen, die der Artikulation und Gestaltung der Resonanzräume dienen, dann zusammenspielen, wenn der Körper im Eutonus ist. Das gibt die Gewähr, daß keine Partie verspannt oder schlaff ist. Einer Stimme, die unter diesen Voraussetzungen zum Klingen kommt, kann man die Qualität anhören. Sie wird ohne Pressen oder Verhauchen mühelos tragen. Eutonus haben heißt nicht, völlig entspannt sein, sondern vielmehr mit situationsgebundenen Spannungen umgehen können. Hiermit ergeben sich aber gute Ausgangsbedingungen für den Gebrauch der Sprache in den wechselnden Situationen.

11. Das Bogenspannen als intentionaler Vorgang – ein Weg zur sogenannten Tonstütze

Über das Bogenspannen ist viel geschrieben worden[24]. Eindrucksvoll sind die Berichte von Meistern des Zen-Buddhismus, die selbst starke Bogen mit Leichtigkeit handhaben und dabei hohe Treffsicherheit erreichen. Auch bei uns wird Bogenspannen nicht um seiner selbst willen geübt, sondern um das Zusammenspiel von Aufmerksamkeitssteigerung und muskulärer Spannung als ein Ganzes zu erleben. Es gilt, diese Einstellung zu erarbeiten, um sie dann auch ohne Bogen wiederzufinden. Für die Stimme bringt eine derartige Einstellung großen Gewinn, weil sich die beste Atemführung wie von selbst ergibt.

Bogenspannen ohne und mit Ton *Übung 41*

Mit einem Sportbogen, dessen Sehne man ohne Überanstrengung spannen kann, geht man in Schrittstellung, hält mit ausgestrecktem linkem Arm die Bogenmitte und nimmt ein Ziel auf. Nun ergreift man mit der rechten Hand die Mitte der Sehne und spannt den Bogen. Diese Arbeit wird nicht allein vom rechten Arm, sondern vom Gürtelbereich her mit dem ganzen Körper getan. Bei richtiger Ausführung der Übung erfolgt mit dem zielgerichteten Spannen der Sehne eine Erweiterung des Brustkorbes, besonders im Bereich des Rippenbogens. Das bringt kräftige Inspiration mit sich. Nach einigen Sekunden wird die Spannung der Bogensehne langsam nachgelassen, womit auch die beim Spannen erfolgte Entfächerung der Rippen zurückgeht. Die Übung wird mehrmals wiederholt.

Sodann versucht man das Bogenspannen – bewußt fehlerhaft – allein mit Armkraft, also ohne Aufnehmen des Ziels und ohne Beteiligung der Rumpfmuskulatur. Der Vergleich mit der richtigen, also intentionalen Durchführung macht deutlich, daß die „abgetrennte" Armaktion ungleich schwerer fällt.

Nun soll die Verbindung von Bogenspannen und Stimmgebrauch hergestellt werden. Mit dem Spannen vollzieht sich die Einatmung. Mit dem Nachlassen der Spannung geschieht die Ausatmung. In dieser Ausatmungsphase aber spielt sich, zeitlich betrachtet, die Stimmtätigkeit ab. Nun versucht man, den Bogen wieder intentional zu spannen, und hält während des langsam gezügelten Nachlassens der Bogensehne zur Begleitung ein *ooo* in mittlerer Stimmlage aus. Bei richtiger Durchführung ist man überrascht, wie mühelos und lang sich der Ton auf diese Weise halten läßt. Jetzt geht man noch einen Schritt weiter, um diese Atem- und Stimmführung stärker zu erleben und durch wiederholtes Üben ein-

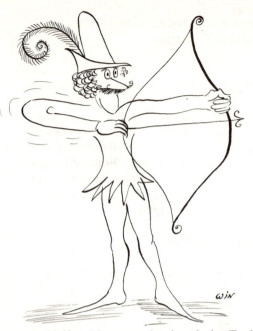

zuschleifen. Man versucht einmal, das Tonhalten schon zum Spannen des Bogens dazuzunehmen, also verblüffenderweise während der *In*spirationsphase. Alles geht noch leichter, der Ton bleibt noch länger mühelos in Schwebe. Wie ist dieser scheinbare Widerspruch zu erklären?
Halten wir fest: Im Inspirium strömt Luft ein, im Exspirium strömt Luft aus, die Phonation geschieht in der Exspirationsphase, denn auch bei klangdichter Stimmführung strömt dabei etwas Luft aus. Im Falle des Bogenspannens mit Ton werden die Einatmungsmuskeln so kräftig aktiviert, daß sie während der Tongebung dem Verströmen von Luft entgegenwirken. Es besteht demnach eine inspiratorische Gegenspannung während der Phonation, also ein Zügeln der Ausatmungskräfte, wodurch der Ton schwingungsfähig bleibt. Es handelt sich hier um eine Balance zwischen den noch tätigen Einatmungsmuskeln und den schon wirksamen Ausatmungsmuskeln. Der Brustkorb bleibt dabei geweitet, die Lunge gedehnt, und Atemluft steht für die Umwandlung in Klangleistung zur Verfügung. Die Summe aller Kräfte, die dem Ausströmen der Luft während der Phonation entgegenwirken, ergibt das *Appoggio*. Das Empfinden dafür kann gesteigert werden, wenn der Übende mit der gespannten Bogensehne leicht vor- und zurückfedert. Nach Oskar *Fitz* und Rudolf *Schilling*[25] faßt man den Gesamteffekt der daran beteiligten Kräfte als „elastische Spannhalte" zusammen. Dieser Begriff erscheint im Rahmen der Phonation weit funktionsgerechter als das Wort „Tonstütze".

12. Das rhythmische Spannen und Lösen des Atemdrucks beim Sprechen und Singen

In allen bisherigen Übungen kam es darauf an, eine möglichst vorteilhafte Ausgangsposition für die Stimmtätigkeit zu erreichen. Dabei wurde stets die Verbindung psychischer und physischer Vorgänge zu einer Funktionseinheit angestrebt. Wir wollen uns bewußtmachen, daß diese Schulung auf Aktivierung der inspiratorischen Kräfte abzielt. Nach Erreichen einer derartigen Einstellung braucht man für den Beginn der Phonation nicht mehr extra Luft zu holen. Außerdem wird die Atemluft während der Phonation durch inspiratorische Gegenspannung nur gezügelt abgegeben. Eine Klangverstärkung muß ohne Erhöhung des Atemdrucks erreicht werden. Dies gelingt aber nur, wenn das anfängliche Luftquantum während der Phonationsdauer möglichst erhalten bleibt. So ist das Anliegen zu verstehen, die inspiratorisch wirksamen Kräfte zu aktivieren. Die Schulung dafür muß immer psychophysisch ausgerichtet sein. Sie darf niemals auf ein mechanistisches Üben reduziert werden, wie wir es zum Beispiel beim kommandierten tiefen Ein- und Ausatmen oder beim Vorstrecken und Einziehen des Bauches erleben. Auf solche Art käme nämlich eine unökonomische Atemtechnik zustande, die für die Phonation notwendige Flexibilität und Reaktionsfähigkeit des Systems würde nicht erreicht werden.

Es ist wichtig, daß bei der Phonation eine Inspirationstendenz vorherrscht. Natürlich kommt es zu einer gewissen Exspirationstendenz, diese darf aber nie das Übergewicht über die Einatmungskräfte bekommen. Ist dies der Fall, dann wird Luft ungenützt verströmen, und die Stimme kann nicht tragfähig sein. Aus dem Blickwinkel der Atemfunktion muß es daher darauf ankommen, daß während der phonatorischen Exspiration die Inspiration die Balance hält, ja sogar überwiegt. Je mehr dies erreicht wird, umso besser ist der Ton „gestützt". Wer die Einstellung mit hoher Inspirationstendenz erreicht, der spricht und singt sozusagen mit immerwährender „Tonstütze" und braucht diese Stütze nicht jedesmal auf- und abzubauen. Für die Phonation muß man sich also eine Grundspannung mit Inspirationstendenz, die nicht verlorengeht, erarbeiten. Unter dieser Voraussetzung ist nämlich gewährleistet, daß sich mit dem Aufgeben phonatorischer Aktivität die Inspiration, also eine Luftergänzung, von selbst vollzieht.

Das Beispiel der Autohupe kann das veranschaulichen. Wenn man den Gummiballon losläßt, hört der Ton auf, und der Ballon füllt sich augenblicklich wieder mit Luft. Je elastischer der Gummiballon ist, desto schneller schießt Luft ein. Auf unseren Organismus übertragen heißt dies: Je vorteilhafter die inspiratorische Spannung ist, umso schneller vollzieht sich die Luftergänzung. Experimentelle Untersuchungen der Verfasser haben gezeigt, daß eine solche Luftergänzung nur 0,2 Sekunden braucht und alle Merkmale eines Reflexes aufweist. Den Vorgang, der die reflektorische Luftergänzung auslöst, nennen wir „*das Abspannen*". Rhythmischer Wechsel von phonatorischer Aktivität und Abspannen entspricht beim Sprechen und Singen einer Gliederung in einzelne zeitliche Abschnitte oder Phrasen. Hier muß gesagt werden: Abspannen kann nur, wer Spannung hat. Es ist kaum zu erwarten, daß der Anfänger schon beim ersten Üben die ideale Arbeitsspannung erreicht. Für das so wichtige Abspannen soll in den folgenden Übungen der Zugang von verschiedenen Seiten her angeboten werden.

Übung 42 *Reihenzählen bis 25*

Zuerst muß man ein Gefühl dafür bekommen, welche Phrasenlänge einem gemäß ist. Zu diesem Zweck versucht man bis 25 zu zählen. Dieser Aufforderung kann man auf ganz verschiedene Art nachkommen. Am besten wird dies durch einen Partner oder ein Tonband kontrolliert. Viele Menschen holen zuerst tief Luft und zählen in einem Atem durch, bis ihnen die Luft ausgeht. Dann wird hörbar Luft eingezogen und der Rest der Zahlen bis 25 bewältigt. Diese Sprechweise ist unökonomisch. Eine weitere Art: Es wird langsam gezählt und nach jeder Zahl oder Zahlengruppe eine Pause gemacht. Auf diese Weise läßt sich das Zählen zwar weiter ausdehnen, aber dennoch wird die Luft gewöhnlich zwischen den Zahlen 20 und 25 knapp. Dieser Luftknappheit kann man entgehen, wenn die Pause zwischen den Zahlen oder Zahlengruppen ungewöhnlich lang ausgedehnt wird.

Richtig wird die Übung erst dann ausgeführt, wenn mit jeder Zahl korrekt abgespannt wird. Das ist erforderlich, damit die Teilvorgänge bei der Phonation gesetzmäßig ablaufen können. Es muß eine durchgehende Grundspannung vorhanden sein, sie muß für die Stimmaktivität angehoben werden, und das Aufgeben dieser Aktivität am Ende jeder Zahl muß mit einem Nachlassen der muskulären Gesamtspannung verbunden sein. Hiermit ist nicht Erschlaffen gemeint, sondern das Rückfedern auf die Grundspannung. Dann kommt es zu einer Luftergänzung innerhalb von 0,2 Sekunden. So wird das Zählen auch über 25 hinaus keinerlei Beengtheit zur Folge haben. Zu diesem Können führen zahlreiche Einzelschritte.

Übung 43 *Zählen mit betont langen Zwischenpausen*

Man zählt und läßt von einer Zahl zur anderen jeweils eine so lange Pause, bis mit dem nächsten Atemzug die Luft ganz von selbst hereingekommen ist. Damit soll man ein Kontrollempfinden für den unwillkürlichen Atemablauf beim Sprechen erarbeiten, besonders dafür, daß man von selbst zu Luft kommt und daß diese Inspiration im Bereich der Atemmittellage geschieht. Von hier aus soll jede Phonation beginnen.

Abspannen mit t — Übung 44

Man sitzt bequem, hakt die Hände vor der Brust ineinander und zieht sie zu dem Wort *nicht* kräftig auseinander, wobei die Ellenbogen etwas angehoben werden. Das Wort *nicht* wird bei der Engenbildung von ch merklich gedehnt. Synchron mit dem hörbaren Aufgeben des t wird die Spannung der Hände gelöst. Die Übung wird mit bequemen Intervallen mehrmals wiederholt. An einer vor den Mund gehaltenen Hand spürt man deutlich, daß mit dem Aufgeben des t Luft entweicht. Das unmittelbar folgende Einschießen neuer Luft wird nicht empfunden, läßt sich aber experimentell einwandfrei registrieren. Im Bereiche der Magengrube spürt man deutlich eine Abspannbewegung, und synchron dazu zeigt sich eine leichte Vertikalbewegung des Kehlkopfes.

Nun wird die Übung gesteigert: Man sagt das Wort *nicht* zweimal hintereinander und schließt nach dem zweiten Abspannen noch den Satz *Das glaub' ich nicht!* an. Während des Sprechens verstärkt man den Zug in den Händen.

Diese Übung soll ein Gefühl für das Spannen und Abspannen auch im Wortverband vermitteln.

Abspannen mit elastischer Hilfe — Übung 45

Man stellt sich mit dem rechten Fuß in einen Fahrradschlauch, ergreift ihn mit der rechten Hand und geht „auf Zug". Während man von 21 bis 29 zählt, zieht man in rhythmischem Wechsel einmal stärker an und läßt dann wieder nach, das heißt, mit Beginn der Stimmtätigkeit zieht man den Schlauch hoch, mit dem Ende der Zahl läßt man den Zug wieder nach. Auf der Endsilbe jeder Zahl soll der Zug am stärksten sein. Synchron wird die Engenbildung beim ch zwischen Gaumen und Zunge zunehmend verstärkt. Mit dem Nachlassen des Zuges wird die Ventilspannung an der Artikulationsstelle des ch derart gelöst, daß ein schnalzendes Geräusch entsteht. Es ist wieder darauf zu achten, daß der Vorgang aus der Atemmittellage heraus, also ohne extra Luft zu holen, beginnt. Auch die zuvor erarbeitete Bereitschaftsstellung gehört dazu. Bei richtiger Ausführung der Übung bringen Zug und Ventilspannung auch eine deutliche Erweiterung im Gürtelbereich. Mit Nachlassen des Zuges und Lösen der Ventilspannung federt der entfächerte Rippenkorb in seine Ausgangsposition zurück.

Dies zeigt wieder, daß der Gürtelbereich mit Übungen, die nicht direkt bei ihm ansetzen, trainiert werden kann. Darüber hinaus halten wir fest, daß mit dem Lösen der Ventilspannung am Phrasenende die Luft in die Lunge einschießt, obwohl sich die Entfächerung des Brustkorbes verringert hat. Die Beobachtung am Röntgenschirm hat gezeigt, daß diese Inspiration durch Abwärtsschnellen des Zwerchfells erfolgt. Daraus ergibt sich, daß jede Abspannübung zum Zwerchfelltraining wird.

Übung 46 *Abspannen mit Hilfe des Bali-Gerätes*

Das Bali-Gerät ist eine Metallfeder, die V-förmig auseinanderstrebt. Die freien Enden des V lassen sich gegen die Federkraft zusammendrükken. Die Abspannhilfe besteht im graduellen Zusammendrücken und Nachlassen der Federspannung.

Man steht bequem, nimmt die freien Enden der Feder mit den Fingerspitzen auf und streckt die Arme in Brusthöhe vor. Das Zusammendrücken der Feder begleitet man mit dem Reibelaut f. Je mehr der Druck gegen die Feder verstärkt wird und je mehr sich die Enden einander nähern, umso spürbarer wird die Ventilspannung an den Lippen. Druck gegen die Feder und Ventilspannung sollen langsam zunehmen, aber plötzlich gelöst werden. Auch vor dieser Übung soll man nie extra Luft holen, sondern – wie immer – aufrecht aus der Atemmittellage heraus beginnen. Der korrekt artikulierte Reibelaut f und die Federkraft des Bali-Gerätes stellen gegenüber der vorangegangenen Übung eine Verfeinerung dar, es kommen aber die gleichen Regulationsmechanismen ins Spiel.

Übung 47 *Abspannen mit Lokomotivespielen*

Man steht bequem, hebt beide Arme in Brusthöhe und ballt die Hände wie zum Greifen. Zu einem kräftig artikulierten *sch sch sch* zieht man unter zunehmender Muskelspannung die Hände an den Körper heran. Auf dem Höhepunkt der Aktion löst man mit dem Öffnen der Hände die Ventilspannung und läßt die Arme wieder vorschnellen. Die Übung wird dann richtig ausgeführt, wenn die Bewegung der Arme und das *sch sch sch* an Rädergestänge und Dampfgeräusch einer anfahrenden Lokomotive erinnern. Wieder beginnt die gesamte Aktion aus der Atemmittellage heraus, und es darf keinesfalls vorher Luft geholt werden.

Der Wechsel von Spannen und Lösen vollzieht sich in der rhythmischen Folge von Ziehen, Abspannen und Vorgreifen. Man kann die Übung steigern, indem man synchron zum Heranziehen der Hände jeweils leicht in den Knien federt. Dabei werden immer mehr Muskelgruppen des Körpers mit ins Spiel gebracht und in das abwechselnde Spannen

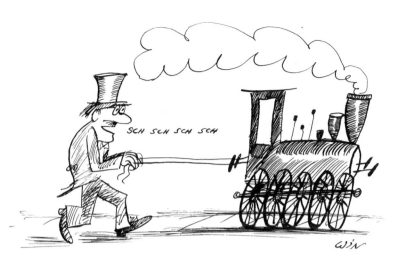

und Lösen mit einbezogen. So lernt man, wie eine kontinuierliche Aktivität durch den rhythmischen Wechsel von Arbeits- und Erholungsphasen aufrechterhalten werden kann. Solche Arbeit ist ökonomisch und zudem lustbetont. Eine Temposteigerung im Lokomotivespielen zeigt an, welcher Übungsgrad erreicht ist. Anfangs wird die Luftergänzung nur dann ausreichen, wenn die „Lokomotive" langsam „fährt". Beim schnelleren „Fahren" hingegen wird dem Anfänger bald die Luft knapp sein. Nach einiger Übung aber kann man auch ein hohes Tempo rhythmisch bewältigen und wird stets genug Luft haben.

Je mehr die Fähigkeit zu einem raschen Wechsel von Spannen und Lösen entwickelt ist, umso weniger muß nach Luft gerungen werden. Wenn erst einmal der ganze Körper in diesem Sinne für die Phonation aufbereitet worden ist, dann zieht er seinerseits gesundheitliche Vorteile aus der Phonation. Das Spannen und Lösen, wie es sich aus der rhythmischen Phonation ergibt, beschränkt sich nämlich dann nicht mehr auf Mund und Kehlkopf allein, sondern erfaßt den gesamten Organismus. Mühelose Luftergänzung, stimmliches und körperliches Durchhalten, auch unter schwierigen Phonationsbedingungen, werden erst auf diese Weise möglich. Jede Arbeit, die rhythmisch ausgeführt wird, erreicht einen hohen Grad an Ökonomie.

Das Gegenteil läßt sich schnell deutlich machen, wenn man die Übung einmal absichtlich falsch ausführt. Dazu steigert man das „Fahrtempo" der „Lokomotive". Bei Höchstgeschwindigkeit versucht man nun bewußt, das heißt gegen den Rhythmus, nach Luft zu schnappen. Dies bringt die „Lokomotive" sofort zum „Entgleisen".

Auch das Luftschnappen vor Beginn der Übung, also mit dem Herziehen der Hände, verhindert den Rhythmus, ein Abspannen gelingt nicht, und die Luft muß beim Vorstrecken der Arme ausgestoßen werden. Dabei werden Einatmung und Ausatmung gleichermaßen zur Arbeit. Man merkt den beträchtlichen Aufwand. Das Wechseln von Spannen und Lösen tritt nicht ein, und man ermüdet schnell. Diese Aktion erinnert auch nicht mehr an eine Lokomotive.

Was hier als Abspannen dargestellt wird, hat in der Stimmschulung seit eh und je große Bedeutung und wird sogar mit einem eigenen Symbol bezeichnet. Es handelt sich um das hochgestellte kleine ʼ. Mit diesem *Atem- oder Pausenzeichen* wird die Gliederung von Sprache und Gesang in Abschnitte oder Phrasen angezeigt. Das Zeichen bedeutet demnach, daß an dieser Stelle der Phonation Pause zur Luftergänzung zu halten ist. Auf Grund von experimentellen Untersuchungen besteht aber kein Zweifel, daß die schnellste und ergiebigste Luftergänzung durch das hier beschriebene Abspannen erfolgt. Man war sich immer darin einig, daß an den durch das Zeichen ʼ gekennzeichneten Stellen zu atmen sei, jedoch über das Wie gab es verschiedene Auffassungen und sogar Mißverständnisse. Als Beispiel dafür seien die Worte, die der große Schauspieler Josef *Kainz* seinem Schüler Bernhard *Vollmer* im Jahre 1904 diktiert hat, angeführt. In dieser Mitschrift[26] heißt es: „Dieses Atemzeichen (ʼ) bedeutet also nicht, wie die meisten Schauspieler und Sänger zu glauben scheinen, eine Aufforderung zum schnellen, willkürlichen Einatmen, zum Luft*holen,* sondern zum Atem- und Empfindungs*abgeben* und dann sofort anschließenden Atem- und Empfindungs*empfangen.*"

Hieraus geht für uns unzweifelhaft hervor, daß das Atemzeichen die Aufforderung zum Abspannen mit reflektorischer Inspiration darstellt. Der Schüler soll mit Nachdruck dazu verhalten werden, bei einem Atemzeichen keinesfalls abzusetzen und dann Luft zu holen, im Gegenteil, er soll lediglich abspannen, das übrige kommt ganz von selbst. Das kann aber nur dann funktionieren, wenn die Voraussetzung für die Phonation, nämlich die gesamte psychophysische Bereitschaftsstellung mit entsprechender Anhebung der muskulären Grundspannung, erfüllt ist. Dazu verhelfen diejenigen Übungen, die eine entsprechende Einstellung der Muskulatur in Bewegung und Haltung sowie eine Steigerung der Aufmerksamkeit mit Zuwendung zum Partner, also Eutonus und Intention, zum Ziel haben. Aus schlaffer Haltung und ohne geistige Zuwendung oder entsprechende Emotion gelingt das Abspannen nicht. Wenn die oben angeführte Grundeinstellung erst einmal voll entwickelt ist, dann wird das Abspannen auch bei fortlaufender Phonation problemlos. Entscheidend ist der Einstieg zu Beginn der ersten Phrase. Das Schnappen nach Luft vor Beginn der Phonation zieht den Phonierenden unweigerlich in eine Art Teufelskreis, aus dem er schwer ausbrechen kann. Wie das Beispiel mit der „Lokomotive" spürbar gemacht hat, fehlt einer derartigen Phonation die Ökonomie.

Abspannen mit Ballwerfen   Übung 48

Man steht bequem, einen Tennisball in der Hand, und hebt die Wurfhand hoch über den Kopf. Mit dieser Bewegung geht Einatmen einher. Nun wirft man den Ball mit dem Ruf *hopp* vor sich auf den Boden. Der wieder hochspringende Ball wird etwa in Ellenbogenhöhe aufgefangen und das Spiel aus dieser Höhe fortgesetzt. Zu jedem Wurf wird ein *hopp* gerufen. Richtig wird die Übung dann ausgeführt, wenn der Verschluß der Lippen beim pp von *hopp* mit einem korrekten Öffnen gelöst wird. Wieder muß die Aufmerksamkeit ganz auf den Vorgang gerichtet sein, damit das Spiel gelingt. Durch das Armheben als Einstiegshilfe bekommen wir reichlich Atem für die Phonation und brauchen nicht extra Luft

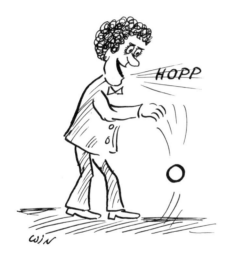

zu holen. Selbst wenn das Tempo des Ballspiels mit der Zeit gesteigert wird, kommt man mit dem Hochspringen des Balls immer wieder zu Luft. Weil sich die Atmung dabei im Bereich der Mittellage vollzieht, wenig Luft verbraucht wird und daher auch wenig ergänzt werden muß, kann das Spiel ohne Luftknappheit lange fortgesetzt werden.
Das Spiel mißlingt jedoch, wenn gegen den Rhythmus verstoßen wird. Holt man nämlich vor dem Ballwerfen Luft, so macht sich sofort die mangelnde Koordination bemerkbar, man hat Mühe, den Ball zu fangen, und kommt ganz aus dem Rhythmus. Das gleiche passiert, wenn man bei *hopp* das pp nicht korrekt löst, sondern mit den Lippen festhält. Die Rückfederung bleibt aus und damit auch die Luftergänzung. Nach einer Weile muß man nach Luft schnappen, und zwar zwangsläufig immer wieder.

Auch diese Übung zeigt, wie Atmung, Artikulation und Stimme funktionell ineinandergreifen. Fehler beim Artikulieren oder bei der Stimmführung haben sofort ihre Rückwirkung auf die Atmung. Im Beispiel *hopp* verhindert das festgehaltene pp, daß mit einem korrekten Lösen der Ventilspannung beim Artikulieren auch reflektorisch der Atem kommt. Hier wird die Bedeutung korrekten Artikulierens für eine ökonomische Phonation erkennbar. Es ist einleuchtend, daß – im Gegensatz dazu – jeder isolierte Artikulationsdrill in bloßen Teilerfolgen steckenbleiben muß.

Übung 49 *Abspannen mit Ballwerfen zum Partner*

Zwei Partner stehen einander in einer Entfernung von drei bis vier Metern gegenüber. Ein Tennisball wird aus Kopfhöhe so gezielt auf den Boden geworfen, daß er nach dem Aufspringen vom Partner leicht gefangen werden kann. Mit dem Ball wird die Zahl *Eins* „zugeworfen".
Der Partner fängt den Ball und wirft ihn mit der Zahl *Zwei* zurück. Das Spiel wird nach Belieben fortgesetzt. Muskelaktion und partnerorientierte Zuwendung sind in diesem Fall wieder Hilfen für Einstieg und Abspannen bei der Phonation.

Übung 50 *Abspannen mit Pingpongspielen*

Zwei Partner stehen einander in einer Entfernung von drei bis vier Metern gegenüber. Über einen gedachten Tisch ahmen sie den Bewegungsablauf eines Pingpongspieles nach. Zum jeweiligen Schlag ruft man die Silbe *sopp*. Dabei soll man aus der Vorstellung heraus agieren, daß man sich sogenannte lange Bälle mit weit ausholenden Schlagbewegungen zuspielt. Abwechselnd werden Vorhand- und Rückhandschläge markiert. Wichtig ist, daß jeweils mit stimmhaftem s eingesetzt und mit dem pp die Artikulationsspannung an den Lippen gelöst wird. Synchron mit dem Lösen dieser Lippenspannung von pp soll die gesamte an der Aktion beteiligte Muskulatur abgespannt werden.

Der umfassende rhythmische Wechsel von Spannen und Lösen kann mit den angeführten Übungen bewußtgemacht und erarbeitet werden. Das Abspannprinzip für die Phonation wird anfänglich mit großen Hilfsbewegungen angekurbelt. Ist dieser Regelmechanismus erst einmal eingespielt, dann kann das Bewegungsausmaß mehr und mehr reduziert werden. Später ist man sogar imstande, mit kaum sichtbaren Spannungsänderungen der Muskulatur die atemrhythmisch angepaßte Phonation in Gang zu halten.

Abspannen mit Emotionshilfen — Übung 51

Beim nächsten Übungsschritt werden zum Abspannen verschiedene Emotionen herangezogen. Bevor man spricht, versetzt man sich soweit wie möglich in die entsprechende Stimmung.
Beim ersten Beispiel ruft man aus einem Belästigtsein: *Aber já!*ʹ ... *Laß mich doch in Rúh'!*ʹ Das a von *ja* und das u von *Ruh'* werden dabei akzentuiert und gedehnt. Immer wird mit dem Aufgeben des Vokals abgespannt. Das gelingt umso besser, je mehr man sich emotionell engagiert. Als Bewegungshilfe soll man während des Sprechens beschwörend die Hände ringen.
Beim zweiten Beispiel versetzt man sich in Zweifel. Aus dieser Stimmung heraus spricht man: *Ne, née!*ʹ ... *Das glaub' ich nícht!*ʹ Wieder wird das zweite *nee* akzentuiert und auf e gedehnt, mit *nicht* wird abgespannt. Als Bewegungshilfe kann man aus dem Handgelenk eine drehende Bewegung des Zweifelns, die an den Partner gerichtet ist, mitlaufen lassen.
Beim dritten Beispiel versetzt man sich aus Ekel in eine Abwehr und ruft: *Íi!*ᵛ ... *Geh wég!*ᵛ Als Bewegungshilfe hebt man beide Hände wie zur Abwehr vor das Gesicht, führt während des akzentuierten, gedehnten *Ii!* eine wegschiebende Bewegung aus, während der Oberkörper etwas zurückweicht. Synchron mit dem Aufgeben des Vokals läßt man die Arm- und Körperbewegung wieder zurückfedern.
Beim vierten Beispiel versetzt man sich in Empörung und ruft: *Ohó!*ᵛ ... *Was sind das für Töne!*ᵛ Als Bewegungshilfe stemmt man die Fäuste oberhalb der Hüften gegen die unteren Rippen. Dieser Druck wird synchron mit dem Aufgeben des o bzw. des e nachgelassen.
Beim fünften Beispiel schließlich nimmt man eine Drohhaltung ein und ruft: *Dú!*ᵛ ... *Mach das nicht noch mál!*ᵛ Als Bewegungshilfe droht man aus erhobenem Arm mit dem Zeigefinger.
Alle Übungssätze werden aus der Atemmittellage heraus begonnen. Auf keinen Fall darf vor dem ersten Wort schnappend Luft geholt werden. Man muß vor dem Rufen warten, bis sich die geforderte Emotion und die ihr entsprechende Inspiration eingestellt haben. Wenn man, anstatt abzuspannen, mit gepreßter Stimme ruft und die Begleitbewegung verkrampft, kommt der gewünschte Lösungseffekt ebenfalls nicht zustande. Erfahrungsgemäß werden Emotionen auch im Alltag umso leichter verarbeitet, je besser der muskuläre Spannungswechsel funktioniert.

Abspannen im Stil einer Litanei — Übung 52

Man steht bequem, die Arme hängen herab, die Hände werden vor dem Körper verschränkt. Als Bewegungshilfe läßt man sich von den Füßen her leicht vorwärts und rückwärts schwanken und dreht die Daumen. Zuerst leiert man in mittlerer Stimmlage einen Text monoton vor sich hin. Als Beispiel hier die Worte Karl Moors aus „Die Räuber" von Friedrich Schiller.

Da war mir's^v, als säh' ich aufflammen^v den ganzen Horizont in feuriger Lohe^v und Berge und Städte und Wälder^v wie Wachs im Ofen zerschmolzen^v und eine heulende Windsbraut fegte von hinnen^v Meer, Himmel und Erde^v . . .

An der Stelle der Atemzeichen wird jeweils abgespannt. Der Litaneicharakter der Phonation und die Bewegungshilfen – Schwanken und Daumendrehen – verhelfen dazu, daß man sich aus der Atemmittellage in die Phonation hineinlassen und immer wieder durch Abspannen die notwendige Luftergänzung erreichen kann. Wollte man hingegen schnappen, so müßte man sich geradezu aus der Monotonie herausreißen.

Die Übung wird nun stufenweise gesteigert. Schwanken und Daumendrehen laufen weiter. Dann nimmt man die intentionale Zuwendung mit ins Spiel. In der Vorstellung, daß man den Text einem Publikum vorträgt, wendet man sich mit zunehmender Aufmerksamkeit den im Halbkreis sitzend gedachten Hörern zu. Der Blick wandert dabei von einem zum andern.

Die nächste Steigerung besteht darin, daß zu Schwanken, Daumendrehen und Blickkontakt zusätzlich eine Gebärde der Arme gemacht wird. Mit dem Blickkontakt hebt man wie zum Willkomm die Arme. Auf allen Übungsstufen wird der gleiche Text gesprochen. Auf der höchsten Stufe hört man auf zu schwanken, löst die Hände und breitet die Arme wie zu einer Umarmung weit auseinander. Dabei soll die Intention ein Maximum an Zuwendung erreichen.

Die Litanei ist eine große Hilfe, um die rhythmische Gliederung der Sprache stufenweise zu erarbeiten. Dieser Rhythmus wird zum Träger für die Gestaltung.

Übung 53 *Abspannen mit Liedern*

Es gibt eine Reihe von Liedern, bei deren Rhythmus das Abspannen besonders leichtfällt. Ein Beispiel:

Und^v kommt^v der^v Frühling dann ins Tal^v,
grüß^v mir^v die^v Lore noch einmal^v . . .

Dieses Lied verlangt vom Stil her, daß mit jedem Atemzeichen lustbetont abgespannt wird. Dabei sind die ersten Notensilben betont, während die anschließenden auf *Frühling dann ins Tal* gebunden werden. So verhält es sich auch mit der zweiten Zeile. Das Abspannen gelingt am besten, wenn das Lied in einer fröhlichen Stimmung, das heißt in der damit verbundenen psychophysischen Spannungserhöhung, aus der

Atemmittellage heraus angestimmt und die Ventilspannung mit dem Endkonsonanten immer korrekt gelöst wird.
Hier wird deutlich, welche Wirkung das Abspannen für den Phonierenden und seine Ausdrucksgestaltung hat. Durch dieses Abspannen entstehen wohl Pausen, die aber für den Gestaltungsbogen keine Unterbrechung bedeuten. Aus diesem Grunde spricht man auch von *Spannungspausen*. Die Inspiration vollzieht sich dabei von selbst, während der Phonierende kontinuierlich seiner Ausdrucksgestaltung zugewendet bleiben kann. Dieses übergeordnete Prinzip der Spannungsregulation bezieht seine Impulse einmal mehr aus dem emotionellen Bereich, ein andermal überwiegend aus geistiger Zuwendung, zum Beispiel aus der Identifikation mit einer Rolle oder einfach aus dem Willen, verstanden zu werden. Immer aber handelt es sich um Einstellungen, die mit einer Spannungserhöhung verbunden sind. Es muß noch einmal gesagt werden, daß der Regelkreis dann optimal abläuft, wenn der Mensch von Kopf bis Fuß auf das, was er spricht oder singt, eingestellt ist[27].

Abspannen mit Gedichten   *Übung 54*

Man wird bei einfachen Ausrufen beginnen, zum Beispiel mit der dritten Strophe des „Mailiedes" von Goethe:
> *O Erd'ᵛ, o Sonne!*ᵛ
> *O Glückᵛ, o Lust!*ᵛ

Jeder Ausruf soll aus der glücklichen Stimmung heraus erfolgen, und zwar mit steigender Intensität. Mit den Endkonsonanten und auf e bei *Sonne* wird abgespannt. Die Grundstimmung des Glücklichseins soll durch die Pausen hindurchgezogen und sogar weiter gesteigert werden. Das Abspannen gewinnt dabei Ähnlichkeit mit der Wirkung eines Trampolins, je beherzter man aufspringt, umso kräftiger wird man hochgefedert. Für unser Beispiel heißt das: je exakter die Ventilspannung mit dem d, e, ck und t aufgegeben wird, umso schneller vollzieht sich die Inspiration.
Viele Gedichte reimen zeilenweise; deshalb muß man aber beim Vortrag keineswegs jeweils Zeile für Zeile in einem Atem aufsagen, denn eine Gliederung, die sich des Abspannens bedient, erlaubt individuelle Gestaltung. Für die Länge der Sprechabschnitte und auch der Gesangsphrasen beim Anfänger ist einzig und allein maßgebend, wieviel man bequem schafft. Als Beispiel sei das Gedicht „Mignon" von Goethe angeführt:
> *Kennst du das Landᵛ, wo die Zitronen blühnᵛ,*
> *Im dunkeln Laubᵛ die Gold-Orangen glühnᵛ, ...*

Weil die beiden Zeilen reimen, heißt das keinesfalls, daß sie in einem Atem durchgesprochen werden müssen. Man wird im Gegenteil viel eher eine Gliederung in der Art bevorzugen, wie die Atemzeichen von uns gesetzt wurden. Gerade bei solch langen Zeilen wird man, sofern man die beschriebenen Spannungspausen einhält, seine Kraft erneuern und erst auf diese Weise den Inhalt in seiner vollen Wirkung übermitteln können. Die Spannungspausen werden so zu schöpferischen Pausen. Von ihnen profitiert nicht nur der Gestaltende, sondern auch der Zuhörer. Man gewinnt dabei den Eindruck, daß trotz des akustischen Einschnittes mit dem muskulären Abspannen die Aufmerksamkeitsspannung voll weitergeht[28].

Nach unseren einfachen Beispielen soll man zu einer Ballade übergehen, etwa zum „Totentanz" von Goethe:

> *Der Türmer*[v]*, der schaut zu Mitten der Nacht*[v]
> *hinab auf die Gräber in Lage.*[v]
> *Der Mond*[v]*, der hat alles ins Helle gebracht*[v]*,*
> *der Kirchhof*[v]*, er liegt wie am Tage.*[v]

Hier handelt es sich um verhältnismäßig lange und gereimte Zeilen. Es gibt mehrere Möglichkeiten, sie zu gliedern. Unsere oben vorgeschlagene Aufteilung in sieben Abschnitte wird auch mit kürzerem Atem durchaus zu bewältigen sein, ohne daß man sich dabei von der Atemmittellage zu weit entfernen muß. Wenn man dies mühelos zuwege bringt, kann man die Abschnitte erweitern, etwa zu

> *Der Türmer, der schaut zu Mitten der Nacht*[v]
> *hinab auf die Gräber in Lage.*[v]
> *Der Mond, der hat alles ins Helle gebracht*[v]*,*
> *der Kirchhof, er liegt wie am Tage.*[v]

Prinzipiell soll man bei der Phonation auf die physiologischen Gegebenheiten Rücksicht nehmen. Wer sich streng an die atemrhythmisch angepaßte Phonation hält, bei dem wird sich als Trainingseffekt der „lange Atem" von selbst einstellen, er könnte sich sogar zumuten, die ganze Strophe in einem Bogen durchzusprechen. Der Übende darf aber nie dem falschen Ehrgeiz erliegen, möglichst viele Wörter in einen Atem „hineinzupacken", möglicherweise sogar aus Angst, man höre ihm sonst nicht zu. Im Gegenteil, der Zuhörer fühlt sich auch dann in seiner Aufmerksamkeitsspannung gehalten, wenn der Sprecher öfter Pausen macht, allerdings Pausen im Sinne unseres Abspannens.

Theaterfachleute haben hier schon immer zweierlei Effekte deutlich voneinander unterschieden, wie aus einem Probenzuruf Fritz *Kortners* hervorgeht: „Ich habe Ihnen gesagt, Sie dürfen Pausen machen, aber nicht auf Urlaub gehen!"

Abspannen beim Märchenerzählen — Übung 55

Als einfachste Art des Prosasprechens bietet sich das Märchenerzählen an. Hier lösen wir uns von der Hilfe einer metrischen Bindung und gehen zur freien Gestaltung des Prosatextes über.

Mit einem allgemein bekannten Inhalt sprechen wir eine Gruppe von Kindern an, sodaß Belastungen, die aus Text und Situationen entstehen könnten, möglichst vermieden werden. Wenn ein Publikum fehlt, muß man wieder die Vorstellung zu Hilfe nehmen.

Auf einem Tisch sitzend, die Arme aufgestützt, die Beine baumelnd, den Oberkörper leicht vor- und zurückschwingend, schaut man zuerst in die Runde und beginnt mit den Worten *Es war einmal^v, vor langer, langer Zeit^v, ein sehr, sehr reicher König^v* ... Auch hier merken wir, daß die Spannungspausen niemals den Eindruck einer Unterbrechung aufkommen lassen, sie steigern vielmehr die Erwartungen der Zuhörer.

Nach den verschiedenen Hilfen für das Abspannen sollte das Märchenerzählen als Brücke zu wirklichen Sprechsituationen überleiten. Wesentlich ist, daß man in jeden neuen Lernschritt alles bis dahin Geübte mit einbezieht. Es ist klar, daß durch intellektuelles Erfassen und kurzes Ausprobieren auf gar keinen Fall alle Teilfunktionen der atemrhythmisch angepaßten Phonation beherrscht werden können. Daher muß man frühere Übungsschritte immer wieder in das Programm aufnehmen.

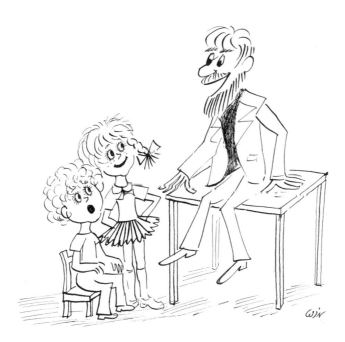

Erst aus regelmäßigem und bewußtem Umgehen mit den Teilfunktionen entsteht nach und nach eine gewisse Automatisierung, die als Erlebnis des Ganzen eingeht. Es dauert lange, bis der Vorgang einer ökonomischen Phonation ganz unbewußt abläuft.

Übung 56   Abspannen beim Briefdiktat

Man geht im Zimmer auf und ab und diktiert dabei einen Brieftext, etwa so:
Bitte, schreiben Sie^v – Sehr geehrte Herren^v –, wie Sie uns in Ihrem letzten Schreiben mitteilen^v, können wir^v – können wir bis spätestens Mitte nächsten Monats^v – mit Ihrer Lieferung rechnen^v ...

Beim Diktieren dieses oder eines beliebigen Textes soll man zuerst einmal jede Hast ablegen. Das Umhergehen benützt man als Einstieg und Abspannhilfe. Zwischen den einzelnen Sprechabschnitten soll man sich Zeit lassen, wodurch gewährleistet ist, daß auch die Sekretärin ohne Schwierigkeiten mitkommt. Die Zuwendung gilt dem Inhalt, der formuliert werden soll. Die Gliederung beim Diktieren ergibt sich ganz zwanglos.

Verglichen mit dieser Art, bringt das Diktieren auf ein Tonband, das man ständig aus- und einschalten muß, eine spürbare Belastung. Bei einem auf Tastendruck ablaufenden Band fällt es nämlich schwerer, sich dem Rhythmus zu überlassen. In diesem Fall ist es besser, das Tonbandgerät einfach laufen zu lassen und das Vortragskonzept beim Umhergehen ohne ständiges Ein- und Ausschalten zu formulieren und aufzunehmen.

Übung 57   Ratschläge für den Vortrag

Bei der Betrachtung von Kongreßprogrammen fällt auf, daß einzelne Vortragende viel Zeit eingeräumt bekommen, während die Mehrzahl der Referenten ihre Aussage in die berüchtigten fünf bis zehn Minuten zusammendrängen muß. Die Erstgenannten sind meist schon arriviert und haben damit auch die gewisse Ruhe und Selbstsicherheit. Derartige Voraussetzungen kommen sowohl der Form wie auch dem Inhalt einer Rede zugute. Mit den Kurzreferaten hingegen müssen vor allem Anfänger vorliebnehmen. Ihnen fehlen meist Ruhe und Selbstsicherheit, überdies besteht ein gewisser Zwang, möglichst viel an den Mann zu bringen. Daraus ergibt sich die bekannte Situation: der Aufgerufene hastet zum Rednerpult, holt tief Luft und beeilt sich, ohne eine sichere Ausgangsposition zu haben, mit der Anrede *Herr Vorsitzender, meine Damen und Herren!* Er liest den vorbereiteten Text so schnell wie möglich herunter, nimmt mit dem Publikum kaum Kontakt auf und riskiert allenfalls einen

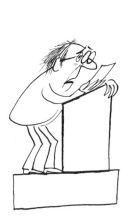
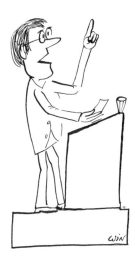

Seitenblick auf die Uhr. Wenn den Zuhörern auffällt, daß der Redner plötzlich, ohne ersichtlichen Grund, zu rasendem Tempo übergeht, so weiß der Eingeweihte, daß jetzt am Rednerpult das Signal „noch eine Minute" aufgeleuchtet haben muß. Derartige Redner sind der Schrecken internationaler Dolmetscher.

Dem kann vorgebeugt werden. Zuerst muß man sich immer der Tatsache bewußt sein, daß man in der vorgegebenen Redezeit nie all das sagen kann, was man über ein Thema weiß. Daher umreißt man am besten mit zwei Sätzen den ganzen Umfang der Thematik und behandelt dann nur jenen Ausschnitt, den man für besonders wichtig hält. So sichert man sich die Hörwilligkeit des Auditoriums und schafft die Voraussetzungen dafür, daß der Zuhörer auch folgen kann[29]. Die Rede ist in jedem Fall zeitlich so abzustimmen, daß auch bei kleinen Pannen, etwa beim Klemmen eines Diapositivs, die festgesetzte Redezeit nicht überschritten wird.

Das Rednerpult soll ohne Hast erreicht werden, und für das Einnehmen der Bereitschaftsstellung muß genügend Zeit bleiben. Mit dem Aufrichten verlegt man sein ganzes Gewicht in die Füße, gewinnt dadurch einen festen Stand, und störende Verspannungen in Hals und Brust werden abgeleitet. Dann folgt das „Einsammeln". Dabei nimmt man in intentionaler Weise Kontakt mit dem Publikum auf und läßt den Blick etwa von der linken Seite – über die Mitte – auf die rechte Seite des Auditoriums wandern. Diese Kontaktaufnahme bringt Inspiration. Je intensiver die Zuwendung gelingt, umso größere Atemfülle stellt sich ein. Hieraus geschieht die Anrede. Geschickterweise wird man mit dem Blickkontakt so beginnen, daß man zuerst das Publikum „einsammelt" und beim Vorsitzenden mit der Anrede auf der Höhe der Inspiration beginnen kann.

Beim Erüben soll man sich von einem Teilschritt zum anderen genügend Zeit lassen, später dauert der ganze Vorgang kaum drei Sekunden.
Im Verlauf der Rede dürfen Haltung und Einstellung nicht verlorengehen. Wieder gilt es, nicht zu viele Wörter in einem Atem zu sagen, sondern statt dessen rhythmisch abzuspannen. So bleibt man im Bereich der Atemmittellage, und die reflektorische Luftergänzung kann sich immer von selbst vollziehen. Die Endsilben dürfen keinesfalls verschluckt werden, vielmehr ist die Ventilspannung am Phrasenende immer korrekt zu lösen. Lauter bzw. eindringlicher wird die Stimme durch Vergrößerung der Gähnspannung und nicht durch Pressen des Atems. Die Stimme kann sich nur dann frei entfalten, wenn oben, im Mundraum, und unten, im Atemraum, ausgeglichene Druckverhältnisse herrschen. Dann wird vom Zwerchfell bis zum Gaumendach strömende Luft in schwingende Luft, das heißt in Klang, umgewandelt, und damit trägt die Stimme (siehe Anmerkung 18).
Wenn die Teilfunktionen gewissenhaft erübt worden sind, ergibt sich ihre Koordination nach und nach von selbst. Mit einem gewissen Ausbildungsstand stellen sich die Teilfunktionen so leicht ein, daß schon die gestalterische Intention genügt, um das ganze System anzustoßen und in Gang zu halten.

13. Artikulation und Stimme als Regler der Atmung

Weil unser Hauptanliegen die ökonomische Atemführung beim Sprechen und Singen ist, sollen Konsonanten und Vokale vor allem vom Standpunkt ihrer Funktion im Rahmen der Phonationsatmung behandelt werden. Aus praktischen Gründen werden beim Üben beide gemeinsam behandelt. Schon die *Stimmritze* (Glottis) vereinigt sie ja; in ihr werden sowohl die Vokale als auch der Konsonant h erzeugt. Auch der über dem Kehlkopf befindliche Raum, *Ansatzrohr* oder *supraglottischer Raum* genannt, dient einerseits der Bildung von Hemmstellen beim Konsonantieren, anderseits der Gestaltung der Räume beim Vokalisieren. Sprechen und Singen erfolgen als Wechselspiel von Konsonanten und Vokalen. Gute wie schlechte Ausführung machen offenbar, wie beide aufeinander angewiesen sind. Zum Beispiel wird jemand, der zu einem halsigen a neigt, sofort ein klangvolleres a bilden können, wenn er es von den Lippen her summend mit einem *mmjjaa* einfädelt.
Man darf annehmen, daß die Qualität der Stimme zu einem hohen Grad angelegt, das richtige Artikulieren hingegen überwiegend eine Sache des Fleißes und der Selbstdisziplin ist. So wurde Sprecherziehung oft als

vorwiegende Artikulationsschulung betrieben. Dazu wurden Übungen mit Silben- und Wortkombinationen zusammengestellt, und zwar sowohl für die gleiche Artikulation als auch für ein Hin- und Herwechseln zwischen den verschiedenen Zonen. Ein Beispiel für die erste Art: *weil, Wald, Wonnen, Wunder, wohl, Wirken,* für die zweite Art: *Der Kotbusser Postkutscher putzt den Kotbusser Postkutschkasten*[30].
Man kann auch solche sinnfreie Wortkombinationen durchaus mit Vorstellungen beleben, sodaß die psychophysischen Einstellungen mit ins Spiel kommen. Derartige Übungen bergen aber immer die Gefahr, mechanistisch abgespult und damit zu reinem Drill abgewertet zu werden. Alles Üben soll bewirken, daß die an der Artikulation beteiligten Muskelpartien geschmeidig werden und daß der supraglottische Raum groß und leicht umformbar wird.

Wie man mimische Muskulatur und Zunge geschmeidig macht

Übung 58

Man sitzt bequem auf einem Stuhl, spricht einen Testsatz und merkt sich, wie er klingt und wie man sich dabei fühlt. Nun neigt man den Kopf so weit nach vorne, daß der Blick auf den Boden fällt. Die Ellenbogen ruhen auf den Oberschenkeln. Aus dieser Position schüttelt man die Wangen einige Male so kräftig aus, daß im Mund ein schwabbelndes Geräusch zustandekommt. Danach läßt man die Zunge kreisen, das heißt, man vollführt mit der Zungenspitze zwischen Lippen und Zähnen eine möglichst große Kreisbewegung. Dies wird einige Male nach rechts, dann einige Male nach links wiederholt. Anschließend folgen Lippenübungen. Dabei werden die geschlossenen Lippen abwechselnd zu einem spitzen Mund vorgestülpt und zu einem breiten Mund zurückgenommen. Wenn man Lippen-, Zungen- und Wangenübungen wiederholt durchgeführt hat, wird das Gähnen dazugenommen.
Nachdem diese Teilübungen einige Minuten lang durchgeführt worden sind, wiederholt man den Testsatz. Man merkt eine deutliche Änderung, und zwar sowohl in Klang und Deutlichkeit des Gesprochenen als auch in der Begleitempfindung im Bereich von Zunge, Lippen und Wangen. Man hat auch den Eindruck, daß sich das Tastvermögen an den Artikulationszonen verfeinert hat, wodurch wieder das Konsonantieren präziser gelingt. Dieser Effekt bleibt anfänglich nur kurze Zeit erhalten. Ein bleibender Erfolg kann sich lediglich dann einstellen, wenn man übt, sooft sich Zeit und Gelegenheit dazu bieten.
Bei dieser Übung handelt es sich wieder um ein Aufbereiten der Muskulatur für die artikulatorische Tätigkeit. Man gewinnt den Eindruck, daß die Konsonanten von einem Formungs- und Mitteilungswillen eingestellt werden, daß aber zu ihrer Verwirklichung geschmeidige muskuläre Voll-

zugsorgane notwendig sind[31]. Durch das Üben werden Über- und Unterspannungen ausgeglichen, sodaß der zentrale Auftrag zum Artikulieren in der Peripherie leicht umgesetzt werden kann.

Übung 59 Das Korkensprechen

Das Korkensprechen ist eine althergebrachte Übung der Schauspieler. Es ist bekannt, daß auf diese Art schwierige Passagen einer Rolle oft noch in der Garderobe durchgesprochen werden.

Man nimmt einen Sektkorken zwischen die Schneidezähne und beißt fest zusammen. Aus dieser Position bemüht man sich, möglichst deutlich zu

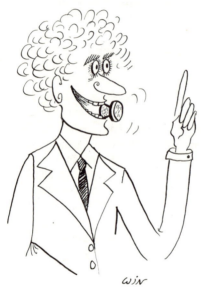

sprechen. Das Ergebnis kann natürlich akustisch nicht befriedigen. Nach mehrmaligem Sprechen des gleichen Textes nimmt man den Korken aus dem Mund. Wird nun der Text wiederholt, dann ergeben sich folgende Veränderungen: Man spürt, daß der Zugriff zu den einzelnen Konsonanten leichter gelingt und daß die Schärfenunterschiede zwischen b und p, d und t, g und k hörbar deutlicher werden. Man merkt auch die erhöhte Teilnahmebereitschaft und Bewegungsfreudigkeit der beanspruchten Muskelpartien, vor allem aber fällt die wesentlich leichtere Artikulation auf. Diese alte Übung ist sehr wertvoll.

Ganz allgemein betrachtet läßt sich sagen: Ein gutes Ergebnis kommt dann zustande, wenn der Absicht zum Artikulieren auch die adäquate Ausführung folgt. Durch den „Korkenbiß" wird diese Ausführung entscheidend behindert. Aus dem Bemühen, das Hindernis zu überwinden,

wird die Absicht, das heißt der *Formungswille* zum Artikulieren, wesentlich verstärkt, weshalb die Übung geeignet ist, ein Artikulationsbewußtsein zu erarbeiten.
Ein Hindernis kann auch dadurch aufgebaut werden, daß übungshalber ständig mit zusammengebissenen Zähnen gesprochen wird. Der Korken ist jedoch nach unserer Auffassung als Hilfsmittel besser geeignet, weil dabei die Mundhöhle größer bleibt und ihre Umformung mitgeübt wird. Am besten eignet sich ein Korken von Daumendicke, weil damit der notwendige Widerstand ohne nachteilige Kiefersperre zustandekommt. Nochmals sei zusammengefaßt: Zum richtigen Konsonantieren gehören zentraler Formungswille und periphere Ausführung. Auch diese Übung ist ein Beispiel dafür, daß der Formungswille der peripheren Ausführung übergeordnet ist. Wenn er den Vorgang einleitet, ist die Ausführung schon in hohem Maße sichergestellt.

Die *Übungen 58 und 59* waren der muskulären Aufbereitung der Artikulation gewidmet, nun soll auf den Formungswillen näher eingegangen werden. Das Verständnis dafür ist eine wesentliche Voraussetzung zum Erarbeiten des folgenden Übungsprogramms.
Wesentliches Unterscheidungsmerkmal zwischen der menschlichen Sprache und Tierlauten ist bekanntlich das *Konsonantensprechen*. Die Konsonanten geben nämlich der Sprache erst den Begriffsinhalt und steuern eine Reihe von wichtigen Funktionen. Bei der Formulierung einer Aussage etwa gehen denkendes Herantasten an den Inhalt und Sprechen Hand in Hand. Die Verfasser vertreten die Auffassung, daß mit der gedanklichen Entfaltung eine Verschärfung der Konsonantierung einhergeht. Demzufolge sind sie auch der Überzeugung, daß rein mechanische Artikulationsübungen nur muskuläre Aufbereitung bringen. In den Übungswörtern müssen aber die Konsonanten die Rolle des Sinnträgers behalten, denn erst unter dieser geistigen Voraussetzung gelingen sie prägnant. Die Beobachtung läßt annehmen, daß vice versa eine korrekte Konsonantierung wiederum das Denken beim Sprechen anregt. Besonders im emotionellen Bereich übernimmt der Konsonant die Funktion, eine innere Bewegtheit zum Ausdruck zu bringen. So weiß der erfahrene Sänger, daß gut gesprochen halb gesungen ist[32]. Was den Sänger über ein ganzes Orchester hinträgt, sind nicht so sehr die Vokale, sondern vielmehr die Konsonanten. Es heißt auch, der Konsonant sei die Wiege des Vokals. Ein Beispiel: Der Satz *Kennst du mich nicht mehr?* erhält seinen Frageakzent vom k. Je genauer der Ursprung dieses Lautes – eventuell durch Gähnstellung – ertastet wird, umso plastischer wirkt der Ausdruck. Wenn das k platzt, ist das e schon da, und zwar unter minimalem Kraftaufwand.
Zum Formungswillen gehört auch die Entscheidung, in welcher Sprach-

schicht man sich ausdrücken will. Zwischen gehobener Sprache, Umgangssprache und Dialekt bestehen hinsichtlich der Artikulation deutliche Unterschiede[33]. Die gehobene Sprache ist gegenüber den anderen Schichten durch reicheren Wortschatz und korrekteren Satzbau ausgezeichnet. Allerdings gilt die Forderung, gesund und verständlich zu sprechen, für alle Schichten. Dies wird erst durch korrekte Artikulationsspannung bei Konsonanten und Vokalen möglich. Ein Zuwenig an Spannung beim Nuscheln oder ein Zuviel beim gespreizten Sprechen sind für jede Sprachschicht abzulehnen, weil nicht nur die Sprechorgane darunter leiden, sondern auch die Verständlichkeit.

Wir wollen uns hier nur mit der Artikulation im Rahmen der gehobenen Sprache beschäftigen. Diese ist für alle deutschsprachigen Regionen verbindlich und entspricht dem Deutsch, das auch der Ausländer lernt und folglich von uns erwarten darf. Die gehobene Sprache wird in den Schulen gelehrt, und alle stimmberuflich Tätigen sollten sie beherrschen. Schwierigkeiten ergeben sich in der Regel dann, wenn jemand nur zu besonderen Gelegenheiten von der gehobenen Sprache Gebrauch macht, sich jedoch gewohnheitsmäßig in einer ganz anderen Sprachschicht bewegt. Problematisch ist auch das Mischen von gehobener Sprache, Umgangssprache und Dialekt. Die Versuchung dazu ist vielfach aus einem Anpassungsbedürfnis gegeben. Wer aber die gehobene Sprache in ihrer überregionalen Form und dialektunabhängigen Allgemeinverständlichkeit beherrscht, der wird von seinem Sprachniveau leichter in die Umgangssprache oder ins Mundartliche greifen können als umgekehrt.

Beim ungeübten Redner wird sich bei Anwendung der gehobenen Sprache oft eine *Sprach*-Barriere zwischen Sprecher und Zuhörer schieben[34]. Das hat eine Abkehr der Zuhörer zur Folge. Nimmt der Sprecher diese Reaktion wahr, können dadurch wieder Hemmungen ausgelöst werden, die den Redner selbst so gefangennehmen, daß eine *Sprech*-Barriere entsteht. Dabei kommt es zum Stocken des Atems, zu trockenem Mund, zu einem sogenannten Knödel im Hals, zum Verschlagen der Stimme und zu anderen nachteiligen Erscheinungen, wobei auch die Ordnung der Gedanken verlorengeht. Im weniger ausgeprägten Fall finden wir eine Überbetonung der Vokale und eine überspannt-gespreizte Konsonantierung. Solches „Schönsprechen" wirkt unglaubwürdig und erweist sich als kontaktfeindlich.

Im Bestreben, derartige Fehler zu vermeiden und „natürlich" zu bleiben, versucht manch einer, mit möglichst wenig Spannung auszukommen. Beim Sprechen und Singen zuwenig Spannung zu haben, bedeutet aber im einzelnen schlaffe psychosomatische Einstellung, geringe Zügelung des Atems, ungenügende Umwandlung der Luft in Klang und mangelhafte Spannung an den Hemmstellen der Artikulation, wodurch das ganze System durch zuviel Luft belastet wird. In diesem Fall spricht man von einer „überlüfteten" Stimme, die rasch müde macht und bei der die Verständlichkeit leidet.

Hier seien auch Modeströmungen erwähnt, von denen besonders Jugendliche leicht ergriffen werden. Zur Nachahmung verleiten zum Beispiel Stars, die mit einer belegt-heiseren Stimme agieren und nur mit Hilfe elektronischer Techniken Lautheitseffekte hervorbringen.

Die angeführten Umstände lassen die Schwierigkeiten einer korrekten Artikulation erkennen. Diese wird dann am besten gelingen, wenn sich alle an der Phonation beteiligten Systeme in ausgewogener Spannung befinden.

Der Formungswille darf sich keinesfalls auf die Artikulationsstellen beschränken, er darf aber auch nicht fehlen. Oft genug stellt sich eine korrekte Artikulation von selbst ein, wenn Einzelheiten eines Ereignisses aus der Erinnerung ohne Zeitdruck und Belastung beschrieben werden. Die Denkspannung gehört dabei ganz dem Wiederfinden des Erlebten, auf die ausführenden Artikulationsorgane hingegen wird in einer derartigen Situation wenig Gewicht gelegt.

14. Die plastische Artikulation

Eine Artikulation, die aus der Intention und mit Zuhilfenahme der Körpermuskulatur zustandekommt, bezeichnen wir als *plastische Artikulation*. Dabei werden Emotionen und große, vom Stimmapparat weitab gelegene Muskelgruppen als Schrittmacher für die Feinmotorik an den Artikulationszonen verfügbar gemacht. Mit Hilfe der plastischen Artikulation kann man sich über Schwierigkeiten bei der Konsonantenbildung besonders gut hinweghelfen.

Arm- und Beinmuskeln als Schrittmacher für das Artikulieren

Übung 60

Im Stehen spricht man mehrmals hintereinander den Testsatz *Er rüttelt die Turmtür*. Dabei sollen Klang und begleitendes Körperempfinden im Gedächtnis behalten werden. Darauf stellt man sich breitbeinig hin und nimmt die Vorstellung zu Hilfe, daß man eine Tür mit Gewalt öffnen will. Hierzu packt man die gedachten Türgriffe mit beiden Händen und rüttelt kräftig an der imaginären Tür. Aus der entsprechenden Emotion wiederholt man den Satz *Er rüttelt die Turmtür*. Das Zungenspitzen-R, das manchem Schwierigkeiten bereitet, gelingt im Rahmen dieser Gesamtaktivierung ungleich besser. Bei den Wörtern *rüttelt die* liegt eine

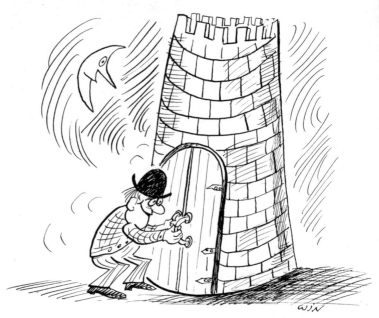

Gefahrenstelle zwischen dem harten t von *rüttelt* und dem weichen d von *die*. Durch Verschmelzen werden nämlich beide Konsonanten entweder hart oder beide weich ausfallen. Ein korrektes Artikulieren gelingt in diesem Fall nur mit Abspannen und einer Pause zwischen den beiden Konsonanten, wozu nur Bruchteile einer Sekunde notwendig sind. Von dem Unterschied kann man sich leicht überzeugen. Dazu hält man den Handrücken direkt vor den Mund und spricht einmal ohne Abspannen den Satz in einem durch. Darauf vollzieht man das gleiche mit Abspannen. Im ersten Fall wird auf dem Handrücken nichts Besonderes empfunden werden, im zweiten Fall hingegen wird man mit dem Abspannen des t am Ende des Wortes *rüttelt* das Entweichen der Restluft auf dem Handrücken deutlich wahrnehmen können.

Wenn beispielsweise das j schwerfällt, so hilft der Übungssatz *Du, das juckt!* zusammen mit einer entsprechenden Begleitbewegung. Dazu kann man etwa das rechte Bein anheben und mit dem Rist desselben Kratzbewegungen an der Wade des linken Standbeines machen. Wird nun der Testsatz in diese Bewegung hineingesprochen, dann gelingt das j wesentlich besser.

In der beschriebenen Weise gewinnen wir Konsonanten, die als Regler für die Atmung zuverlässig funktionieren.

Für das korrekte Bilden der artikulatorischen Hemmstellen an Lippen, oberer Zahnreihe, hartem und weichem Gaumen, Gaumenzäpfchen, Zungenspitze, Zungenrücken und Zungengrund, Rachenwand sowie an den Stimmbändern werden im folgenden jeweils Beispiele angeboten.

Plastisches Artikulieren an den Lippen (b, p)   Übung 61

In mittlerer Stimmlage wird der Klang eines Armesünderglöckchens auf *bim-bim-bim* nachgeahmt. Dabei soll man zunächst einmal ganz bewußt den Vokal i übertreiben und das b vernachlässigen. Dadurch wird das i kehlig und flach klingen, der Mundraum wird klein werden, und dem m wird jede Resonanz fehlen. Ein Lauterwerden ist mit Atempressen verbunden.

Im zweiten Durchgang konzentriert man sich bewußt auf das b, indem man die Lippen überspannt. Vergleicht man das akustische Ergebnis beider Versuche, wird man den Klang eines Glöckchens vermissen.

Für den dritten Durchgang nimmt man zuerst die Gähnstellung ein und stellt sich dann intentional so ein, als würde man einem Glöckchen lauschen wollen. In dieses Lauschen hinein soll nun das *bim-bim-bim* einfließen, und zwar so, als wolle man mitläuten. Auf diese Weise wird die Mitte des Mundes unter nur minimalem Atemdruck zu einem b aufplatzen. Dieser Vorgang ist so fein und macht ein Geräusch wie eine platzende Seifenblase; wenn das b platzt, ist gewissermaßen das i schon da, und das m wird dabei stimmhaft klingen.

Das übergeordnete Prinzip, die Intention mit sinngebundenem Artikulieren, ermöglicht ein ausgewogenes Miteinander von Konsonanten und Vokalen.

In der Nachahmung des Geräusches, das man hört, wenn ein Kieselstein in einen Brunnen fällt, spricht man das Wort *plumps*. Zunächst wird der Vokal u überbetont, im zweiten Durchgang soll der Konsonant p überspannt werden. Beide akustischen Effekte befriedigen nicht.

Beim Verschlußlaut p kann fehlerhafte Atemführung eher als beim b zum Störfaktor werden. Man kann das p zu sehr behauchen – *phhlumps* – oder mit übertriebenem Atemdruck explodieren lassen – *pplumps*. Nun soll man einmal die einzelnen Fehler ganz bewußt übertreiben und sich die Unterschiede einprägen.

Die Echtheit des Geräusches wird sich bei sinngebundener Artikulation am leichtesten treffen lassen. Um dies zu erreichen, werden Bereitschaftsstellung und Gähnspannung eingenommen, und dann artikuliert man aus der Vorstellung heraus, daß man in einen Brunnenschacht lauscht, einen zwischen Daumen und Zeigefinger gehaltenen Kieselstein fallen läßt und in das Lauschen hinein das Wort *plumps* spricht.

Richtiges Sprechen bedeutet hier, wie überall, daß Atem-, Stimm- und Artikulationsanteile gleich stark, man kann sagen ausgedrittelt, zusammenwirken. Diese Verteilung kann man aber nicht isoliert bewältigen, sie stellt sich am ehesten dann ein, wenn alle Teilfunktionen beim Artikulieren von einem übergeordneten Prinzip geleitet werden, das heißt vom Mitteilungs- und Formungswillen.

Ein untrügliches Gespür für das vorher Gesagte vermittelt auch das Zupfen einer Saite. Ersatzweise kann man dafür auch ein Gummiband, das zwischen Daumen und Zeigefinger gespannt ist, verwenden. Aus der Silbenfolge *plam-plem-plim-plom-plum* wird zu jedem Zupfen eine Silbe gesprochen. Auch hierbei ist darauf zu achten, daß die allgemeine Grundeinstellung, das Lauschen auf den Klang, vorhanden ist. Wieder bringt die Zuwendung eine ausgewogene Verteilung von Atem-, Stimm- und Artikulationsanteilen.

Die dargestellte Gesetzmäßigkeit gilt für den Auslaut genauso wie für den Anlaut; was für die Lippen beschrieben wurde, muß bei allen Artikulationsstellen, ob nun bei d, k, ch oder h, beachtet werden.

Die federnde Atembasis und das lautbildende Auslaßventil stehen über die Stimme miteinander in Wechselbeziehung. Wer zum Beispiel bei *hopp hopp* das letzte p festhält, der kommt nicht zu Atem. Gleichzeitig wird dadurch auch der Kontakt zum Zuhörer unterbrochen.

Alle Verschlußlaute eignen sich ganz besonders zum Erüben des Abspannens, weil damit die Reflexbereitschaft angehoben wird.

Übung 62 *Plastisches Artikulieren an Zungenspitze und oberer Zahnreihe (d, l, r, s)*

Nach den Lippen nun zur Zungenspitze. Bei Sätzen wie *Lust und Laune locken* oder *Du Lump, du!* oder *Du, der da ist's!* wird die Zungenspitze feiner reagieren, wenn man zu den einzelnen l oder d eine Begleitbewegung macht, als wollte man Münzen aus dem Ärmel beuteln. Hierzu schüttelt man kräftig den Ärmel und stellt sich vor, daß die Silben, wie Münzen, langsam abwärts rutschen und herausfallen. Das Prinzip ist wieder, jede Überspannung vom Erfolgsorgan Zungenspitze abzuziehen und die Feinbewegung des Artikulierens von einer gesamtkörperlichen Muskelaktivierung mitnehmen zu lassen. Diese kann, wie im Fall des Ärmelschüttelns, auch größere Partien umfassen, für den Erfolg entscheidend ist aber immer die begleitende intentionale Zuwendung. So kann in dem *Du, der da ist's!* die Bildung des d mit der entsprechenden Zuwendung und einer Hindeutebewegung des Zeigefingers merklich verfeinert werden.

Denselben Effekt können wir beim l erreichen. Das l mit der Spitze der Zunge zu formen, läßt sich folgendermaßen üben: Die Wörter *Du Lump, du!* sollen einmal in zweideutigem Tonfall, also mit unterschwelliger Bewunderung, artikuliert werden. Man merkt sich genau, wie das l dabei ausfällt. Darauf probiert man das gleiche, wobei man noch durch ein Augenzwinkern zu verstehen gibt, daß man den Partner durchschaut hat. Je besser hier Zuwendung und Mimik ins Spiel kommen, umso leichter wird das l gelingen.

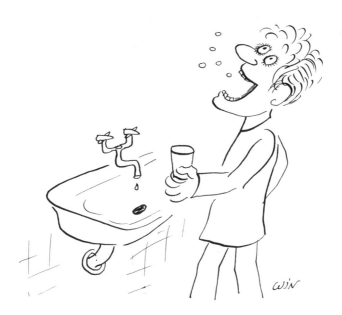

Für die Phonation ganz allgemein, besonders aber für den Gesang, muß der Laut zum Schlüssel werden, der den Klang- und Schallraum aufschließt. Dies hat besonders beim r Bedeutung. Eine halsige Bildung des r und Fehler, wie bei *Gachten* (statt *Garten*) oder *Wochte* (statt *Worte*), verengen das Ansatzrohr, wodurch Klangverschlechterung zustandekommt. Man vergleiche einmal den Ruf *Einen Arzt!*, und zwar zuerst mit Zungenspitzen-R und dann anschließend mit Zäpfchen-R. Das Zäpfchen-R ergibt sich am besten beim Trockengurgeln. Mehrmaliges Rufen in dieser Qualität belastet und ermüdet. Das Zungenspitzen-R vermeidet dies, denn die Weite des Ansatzrohres kann erhalten bleiben. Dieses Rufen hat unzweifelhaft die größere Tragfähigkeit, weil der Megaphoneffekt nicht, wie im Fall des Zäpfchen-R, aufgegeben werden muß.

Das Zungenspitzen-R sollte in jeder Stimmerziehung erarbeitet werden. Dafür einige Hilfen: Wieder darf man nicht isoliert am r beginnen, sondern spannt vielmehr die leichter zugänglichen Nachbarlaute vor. Als Beispiel verwenden wir die Buchstabenfolge *tdd-tdd-tdd trawai*. Wenn das *tdd-tdd-tdd* ein paarmal wiederholt und beschleunigt wird, so wird sich das r von *trawai* leicht einstellen.

Auch mit Lippenflattern, wie wir es bei Kindern vom Nachahmen eines Motorrades her kennen, läßt sich das Zungenspitzen-R einfädeln. In das Flattern hinein wird die Zunge vorgeschoben und dabei das Wort *Brei* versucht. Zur Erleichterung kann man noch mit Daumen und Zeigefinger der linken Hand die Lippenbewegung begleiten, während dabei der rechte Zeigefinger die Rolle der Zunge übernimmt. Synchron mit der

Zunge wird nun der Zeigefinger zwischen die geöffneten Finger der linken Hand vorgeschoben. Alle Aufmerksamkeit während dieser Aktion gilt dem Fingerspiel und nicht der Zungenspitze.

Als weitere Möglichkeit setzt man den Daumen der rechten Hand hinter dem Kinn zwischen beide Unterkieferbogen und bringt durch eine entsprechende Daumenbewegung den Mundboden in Vibration. Auch dazu wird mehrmals das Wort *Brei* versucht.

Der Mangel an Zungenspitzen-R ist sehr verbreitet, gelegentlich hört man aber auch ein übertriebenes R-Rollen. An dem Testsatz *Roland der Riese am Rathaus zu Bremen* läßt sich dies kontrollieren und verbessern. Dabei hilft eine Zügelung des Atems, die zustandekommt, wenn wir die vorgestreckten Arme mit jedem Wort unter einer geführten Muskelspannung an den Körper heranziehen.

Mit diesen Hinweisen ist nur die Bildung des r berücksichtigt worden, auf die verschiedenen Arten, das r zu lauten, die phonetisch von großer Bedeutung sind, soll hier nicht eingegangen werden.

Erfahrungsgemäß macht die Bildung der S-Laute größte Schwierigkeiten[35]. Schon geringe Abweichungen von Ort und Mechanik dieser Lautbildung äußern sich als Fehler. Daraus folgt, daß die fehlerhafte Aussprache der S-Laute (Sigmatismus) zahlenmäßig an der Spitze der Artikulationsstörungen steht. Dabei wird Lispeln noch allgemein als störend empfunden, während der Unterschied zwischen stimmhaftem s, wie in *Rose,* und stimmlosem, wie in *Rosse,* kaum mehr auffällt. Ein wahres Durcheinander herrscht bei der Aussprache des anlautenden s, wie etwa bei *sehr* (stimmhaft) und *sssehr* (stimmlos). Die Behandlung der S-Fehler nimmt in der Logopädie breiten Raum ein.

Wir wollen hier das Problem nur schlagwortartig andeuten. Das einfache Vorsprechen eines richtigen S-Lautes mit der Empfehlung zur Nachahmung hat selten Erfolg, weil der Lispler unseren Laut wohl richtig hört, aber von sich glaubt, daß er ihn ohnedies so ausspricht wie wir. Es empfiehlt sich deshalb, dem Lispler seinen Fehler übertrieben vorzumachen. Er soll seinen fehlerhaften Laut nicht verbessern wollen, sondern bereit sein, einen völlig neuen Laut zu lernen. Dabei hat es sich bewährt, das neue s aus einem bereits vorhandenen, phonetisch verwandten oder entstehungsmäßig benachbarten Laut zu entwickeln. Wenn zum Beispiel das sch korrekt gebildet wird, so erlaubt es einen guten Zugang zum s. In diesem Fall artikuliert man das sch und schiebt die Zunge so weit vor, bis ein gutes s entsteht. Mit dem einen Beispiel wollen wir dieses in der Logopädie breit angelegte Gebiet verlassen.

Plastisches Artikulieren an Zungenrücken und Gaumen (ng) — Übung 63

Das k als Vertreter der an der Gaumenartikulationszone gebildeten Laute wurde bereits erwähnt (Seite 87).
Nun zum raumöffnenden ng. Das ng dient dem Vergrößern des Ansatzrohres. Beim Erarbeiten der Gähnstellung wurde darauf schon eingegangen. Man bekommt so die Muskulatur des weichen Gaumens zuverlässig in den Griff.
Aus der Gähnhaltung spricht man das Wort *Wange* und läßt das aufkommende ng eine Zeitlang klingen. Dabei soll der weiche Gaumen nach hinten und oben gezogen werden, und zwar so lange, bis sich spürbar eine möglichst große Erweiterung des hinteren Mundraumes eingestellt hat. Dieses in der Gähnposition angesetzte ng verhilft uns zu der Einstellung, die wir für das Hervorbringen von klangvollen Vokalen brauchen. Für die Güte derselben ist die jeweilige Größe des supraglottischen Raumes von entscheidender Bedeutung. Naturgemäß ändert sich dieser Raum bei den einzelnen Vokalen, er ist beim a am größten, wie das Gähnen veranschaulicht.
Um ein a von optimaler Klangqualität zu erreichen, empfiehlt es sich also, aus der Gähnstellung heraus von einem klingenden ng langsam in das a überzugehen. Versucht man, von diesem a auf andere Vokale – o, u, ü, i, ö, e – überzuwechseln, so tritt allzu leicht eine zu starke Verkleinerung des supraglottischen Raumes ein, der wir entgegenwirken müssen. Das gelingt immer wieder am besten, wenn ein ng vorgeschaltet wird. Wer sich mit dieser Hilfe die richtige Einstellung zu eigen gemacht hat, der kann späterhin auf das ng verzichten. Die Vorschaltung des ng führt dazu, daß Mundhöhle und Nasen-Rachen-Raum nicht mehr voneinander abgesperrt sind. Auf diese Weise kann die Luft beim Vokalisieren im gesamten supraglottischen Raum schwingen, wodurch Klangfülle zustandekommt. Der Vollständigkeit halber sei festgehalten, daß das damit verbundene Offenbleiben des Nasenraumes erst dann zum Näseln führt, wenn der Ton gezielt in die Nase getrieben wird. Die Vorschaltung des ng bewahrt geradezu davor.

Plastisches Artikulieren an Zunge, Gaumen und Rachenwand (Ach- und Ich-Laut) — Übung 64

Das Arbeiten an diesen Artikulationszonen gilt besonders einem klaren Unterscheiden des Ach-Lautes vom Ich-Laut. Beide sind stimmlos. Der Ach-Laut wird hinten, zwischen Zungengrund und Rachenwand, der Ich-Laut vorne, zwischen Zungenrücken und hartem Gaumen, gebildet. Der Ich-Laut wird gesprochen, wenn ch auf helle Vokale und Zwielaute

sowie auf klingende Konsonanten folgt *(mich, tüchtig, Kirche, durch)*.
Der Ach-Laut wird gesprochen, wenn ch auf dunkle Vokale folgt *(Bach, hoch, suchen)*.
Bei *durch* folgt auf das Zungenspitzen-R ein vorderes ch. Wenn dieses r als Zäpfchen-R oder gar als ua vokalisiert gesprochen wird, so ist ein hinteres ch die Folge. Dies ist ein Beispiel dafür, wie ein Fehler andere nach sich zieht. Es gelingt, diesem Mangel abzuhelfen, wenn übungsmäßig zwischen Zungenspitzen-R und ch ein i eingeschoben wird *(dur(i)ch, kir(i)chlich)*.

Übung 65 *Plastisches Artikulieren an den Stimmlippen (h)*

Der einzige Konsonant der deutschen Sprache, der im Kehlkopf gebildet wird, ist das stimmlose h. Bei seiner Bildung als Anlaut besteht die Gefahr, daß dabei Atemluft verhaucht wird. Daher ist es notwendig, ein Kontrollempfinden für minimalen Luftverbrauch zu erreichen und diese Einstellung auch außerhalb der Übungssituation beizubehalten. Bei dem Testsatz *Hinterm Haus heult der Hund* orientiert man sich am muskulären Begleitempfinden und merkt sich dabei etwa, wie stark die Bewegung im Bereich der Magengrube ist. Darauf streckt man den rechten Arm über den Kopf und vollführt aus dem Handgelenk heraus eine Art Fächelbewegung. Dazu wiederholt man den Satz und stellt sich dabei vor, daß die einzelnen h, von den Fingern kommend, wie aus einer Brause herabtropfen. Wenn diese Übung richtig gemacht wird, so ergibt die Atemkontrolle, daß jetzt ungleich weniger Luft verbraucht wird.
Hilfsvorstellung und Muskelaktivierung mobilisieren hier wieder eine inspiratorische Gegenspannung, wodurch die Luftabgabe gezügelt wird.
Diese Übung ist – wie alle anderen Übungen – selbstverständlich nur ein Einzelbeispiel für ein allgemeingültiges Prinzip. Immer müssen das lautbildende Ventil und die Atembasis über die Stimme miteinander in Wechselbeziehung stehen. Je feiner hierbei die Muskeln von Artikulation und Atmung aufeinander eingespielt sind, umso weniger wird der zwischen diesen beiden Systemen eingespannte Kehlkopf von der Stimmgebung belastet sein. Das Stimmorgan selbst soll von unnötigen Verspannungen möglichst freigehalten werden. Dazu soll man sich immer wieder vor Augen halten, daß biologische Gebilde, wie die Stimmlippen, nur dann in der Frequenz der jeweiligen Tonhöhe schwingen können, wenn sie unbelastet sind. Darüber hinaus weiß jeder, wie sehr sich auch geistiges Engagement und Emotionen auf die Stimmlippen schlagen, sobald man etwas „betont" und „nachdrücklich" sagen will[36].
Die Empfindung, daß es einem die Kehle zusammenschnürt, kann man loswerden, wenn die darauf abzielenden Bemühungen nicht im Kehlkopf, sondern im Atemtrakt oder im supraglottischen Raum ansetzen.

15. Der Stimmeinsatz

Für den Stimmeinsatz muß man lernen, die Umwandlung von strömender Luft in schwingende Luft, das heißt in Klang, mit einem Minimum an Mühe zu erreichen[37]. Das gelingt nur mit dem sogenannten *weich-elastischen Einsatz,* denn der harte und auch der gehauchte Einsatz sind unökonomisch.

Vorübung zum weich-elastischen Einsatz – das Ventiltönchen nach Rudolf Schilling[38]

Übung 66

Als Vorübung zum Erlernen des weich-elastischen Einsatzes dient das Ventiltönchen. Hierzu flüstert man Wort für Wort den Satz *Am Abend ist alles aus.* Beim ersten Durchgang soll man den Testsatz einmal ganz bewußt mit übermäßig viel Luft sprechen. Beim zweiten Durchgang spricht man den Satz jedoch aus der Atemmittellage heraus. Richtig ist die Übung, wenn beim Flüstern mit weniger Luft der Vokaleinsatz jedesmal ein Geräusch, das dem Platzen einer Seifenblase ähnlich ist, ergibt. Bei allen Übungen wird immer wieder die Gähnspannung zu Hilfe genommen.

Das Ventiltönchen läßt uns den Unterschied zwischen dem wünschenswert-ökonomischen, also weich-elastischen Einsatz, und dem unökonomischen, harten oder verhauchten Stimmeinsatz deutlich wahrnehmen. Als weitere Übung kann man mit weit geöffnetem Mund und bei Gähnstellung zwei- bis dreimal hintereinander ein zartes, kurzes a einsetzen. Richtig ist die Übung dann, wenn dabei wieder das feine Platzgeräusch hörbar wird. Wenn man den Einsatz nicht trifft, so hört man anstelle dieses leisen Platzens ein Hauchgeräusch. Der gewünschte weich-elastische Einsatz kann dabei aber nicht zustandekommen, weil die Luft hörbar zwischen den Stimmlippen hindurchströmt.

Der unerwünscht harte Einsatz passiert oft bei einem gepreßt kommandierten *Habt acht!* Wenn hingegen vor dem Stimmeinsatz die Gähnspannung hergestellt worden ist, dann sind Pressen und harter Einsatz nahezu ausgeschlossen.

Der weich-elastische Einsatz

Übung 67

Die Testwörter *Abend, Ebene, immer, Ofen, Ufer* werden nacheinander gesprochen. Vor jedem Vokaleinsatz zählt man flüsternd und betont rhythmisch *eins, zwei, drei,* wobei mit den Händen der Takt gegeben wird. Statt der Zahl *Vier* wird dann das Testwort in normaler Lautstärke gesprochen, also: *eins, zwei, drei – Abend* oder: *eins, zwei, drei – Ebene*

usw. Dieses rhythmische Aufschaukeln beim Reihenzählen ist vorzüglich geeignet, diejenige muskuläre Einstellung zu treffen, die einen weich-elastischen Einsatz gewährleistet.

Wie schon erwähnt, soll der Konsonant den Vokal vorbereiten. Wir haben dann nur darauf zu achten, daß die Vokale hell oder dunkel bzw. kurz oder lang klingen. Bei einer Häufung anlautender Vokale besteht die Gefahr des sogenannten Ineinanderschmierens, etwa bei der Passage *Ob er über Oberammergau oder aber über Unterammergau* ... Hierbei kommt es dann zu einem Verschleifen der Anlautvokale, wenn sie nicht weich-elastisch eingesetzt werden. Die Forderung nach einem weich-elastischen Einsatz ist sowohl aus Gründen der Verständlichkeit wie auch aus solchen der Ökonomie gerechtfertigt.

16. Indifferenzlage

Nun ein paar Bemerkungen zur *Höheneinstellung* der Sprechstimme. Für jeden Menschen gibt es eine Stimmlage, in der er bequem sprechen kann. Dies ist die sogenannte *Indifferenzlage,* in die man nach Auslenkungen in Höhe und Tiefe, ähnlich wie bei der Atemmittellage, immer wieder zurückfindet. Der Stimmgebrauch in dieser Lage zeichnet sich durch Ökonomie aus. Geistiges Engagement und Emotion verleiten dazu, mit einer zu hohen Stimme zu sprechen. Dies führt zu schneller Ermüdung des Sprechers und seiner Zuhörer.

Übung 68   *Das Auffinden der Indifferenzlage*

Bequem sitzend oder stehend wird bei geschlossenem Mund und unter Kopfnicken ganz leicht ein *hmmm* gebrummt. Dieser Brummton soll emotionsneutral sein. Die Indifferenzlage ist dann gefunden, wenn der Ton bei mehrmaligem Wiederholen gewissermaßen von selbst immer in gleicher Höhe erklingt. Aus diesem Brummen heraus soll man sprechen, zum Beispiel die Anrede *Herr Präsident! Meine Damen und Herren!*

Bei der Atmung wurde bereits ausgeführt, daß wir besonders beim öffentlichen Sprechen oft von zuviel Luft in den Lungen belastet werden. Es wurde daher die Anweisung gegeben, wie man diese Luft vor Sprechbeginn loswerden kann. So soll man auch von einer eventuell erhöhten Sprechstimmlage auf die Indifferenzlage zurückkommen.

Nun einige Worte zum *Stimmregister.* Der Stimmumfang eines Menschen kann durch Schulung nach oben und nach unten etwas erweitert werden, aber im wesentlichen ist die Stimmgattung naturgegeben[39]. Während wir im Gesang sechs derartige Stimmgattungen unterscheiden, streben wir beim Sprechen die sogenannte Voix mixte, eine aus Kopf- und Brustanteilen gemischte Stimme, an. Sie stellt sich zwanglos ein, wenn der Stimmgebrauch aus der Gähnspannung heraus geschieht, denn damit wird das ausgewogene Zusammenspiel der an der Phonation beteiligten Muskeln im Ansatzrohr und im Gürtelbereich am besten erreicht.

Auf das Beschreiben von Übungen, die zum Mischen der einzelnen Register führen, muß verzichtet werden, weil sich die entsprechenden Klangphänomene der Beschreibung entziehen.

17. Anpassung der Stimme an den Raum

Man muß lernen, die Stimme dem jeweiligen Raum anzupassen. Es wäre nämlich verfehlt, in der Garderobe mit dem gleichen Stimmaufwand zu sprechen wie im Vortragssaal und umgekehrt. Diese notwendige Umstellung bereitet oft Schwierigkeiten, wodurch Sprecher und Zuhörer gleichermaßen belastet werden. Es ist erforderlich, ein Kontrollempfinden dafür zu entwickeln, wie man die Stimmleistung auf die jeweiligen akustischen Erfordernisse einstellen kann.

Impedanzprobe nach Egon Aderhold[40]   *Übung 69*

Man spricht im Stehen eine Phrase, etwa die Anrede *Herr Präsident! Meine Damen und Herren!* Dabei soll man sich einprägen, wie das klingt. Nun werden die Hände muschelartig hinter die Ohren gelegt, und die gleiche Phrase wird wiederholt. Jetzt hört man die eigene Stimme anders, entweder zu leise oder zu laut. Die an den jeweiligen Raum angepaßte Einstellung läßt sich über die Gehörkontrolle leicht finden. Sie ist dann erreicht, wenn wir die eigene Stimme am angenehmsten empfinden. Das dazu notwendige intentionale Lauschen kommt der Tragfähigkeit der Stimme zugute. Die neugewonnene Einstellung behält man bei und wiederholt die Anrede nunmehr ohne Zuhilfenahme der Hände. Auf diese Weise erwirbt man ein Gespür dafür, wie man mit geringstem Stimmaufwand den besten Effekt erreicht.

18. Steigerung der Zuwendung durch Muskelaktivierung

Es soll noch einmal auf die Zuwendung und ihre Erfassung durch Übungen eingegangen werden. Über eine spürbare Veränderung der Muskelspannung können wir eine graduelle Änderung der Zuwendung hervorrufen. Das beruht auf der Beobachtung, daß Druck oder Zug von außen mit Erhöhung der inneren Spannung beantwortet werden.

Übung 70 *Muskelaktivierung durch Druck*

Die ausgestreckte rechte Hand hält einen Knüppel, der etwa daumendick und einen Meter lang ist. Damit wird das Brustbein eines Partners berührt. Der Satz *Ich rate dir gut – mach keine Dummheiten jetzt, hörst du!* wird zuerst aus der Vorstellung heraus gesprochen, daß der Kontakt des Sprechers dort endet, wo seine Hand den Knüppel umgreift; die Fingerspitzen sind also äußerste Begrenzung seiner selbst. Dann spricht man den Satz aus der Überzeugung heraus, der Knüppel wäre der verlängerte Arm, der am Brustbein des Gegenübers ertasten wollte, ob jenes zurückweichen oder sich entgegenstemmen will. Feine Bewegungsschwankungen des Gegenübers zwingen den Sprecher, dicht am „Gegner" zu bleiben, das heißt aber, den Partner auch zuwendungsmäßig nicht „auszulassen". Den jeweiligen Zuwendungsgrad kann man der Stimme anhören. Die im Arm empfundenen Änderungen der Muskelspannung entsprechen der jeweiligen Änderung der Zuwendung. Diese Schwankungen in der Zuwendung werden uns bewußt. Nach genügend langer Übung ist der Vorgang willkürlich einstellbar.

Muskelaktivierung durch Zug   *Übung 71*

Zwei Partner stehen einander gegenüber. Der rechte Arm des einen Partners ist dem Sprecher entgegengestreckt. Der Satz *Jetzt erklär mir einmal, woher weißt du denn das alles, und bitte auch gleich, seit wann?!* wird zuerst folgendermaßen gesprochen: Zu dem Wort *jetzt* ergreift der Sprecher mit seiner rechten Hand den Unterarm seines Partners, wobei er den ersten Satzabschnitt spricht. Zu dem Wort *woher* langt seine linke Hand noch über die rechte hinaus, und er spricht den zweiten Satzabschnitt. Anschließend greift die rechte Hand abermals vor, wozu der Restsatz gesprochen wird.

Der beschriebene Ablauf wird sodann unter Spannung wiederholt, indem der Partner auf das Zugreifen des Sprechers immer stärker zurückweicht. Dies veranlaßt den Sprecher zu einer vermehrten Halteleistung, sein Sprechen gewinnt dadurch an Zuwendung.

Zuwendung, ob positiv oder negativ, drängt zur Steigerung. Wo aber Widerstände auftauchen, dort spannen sich auch die Kräfte zu ihrer Überwindung. So kann ein plötzlicher Aufmerksamkeitsappell, durch Fremdanstoß hervorgerufen, ein Weg sein, um die hierdurch veranlaßte Zuwendungssteigerung bewußtzumachen.

Während des Vortrags eines zusammenhängenden Textes wird im Auditorium eine Störung provoziert. Hierauf soll der Sprecher augenblicklich mit einem strafenden Blick oder einem kurzfristigen Innehalten im Sprechen reagieren. Diese Reaktion darf jedoch für den Fortgang der Rede keinesfalls eine wirkliche Unterbrechung bedeuten, sondern soll lediglich eine spannungserfüllte Pause im Ausdruck sein. Damit das gelingt, ist das „Durchatmen" Voraussetzung.

Der Entwurf der höchsten Instanz, – der gestaltenden Intention – kann nur dann sein Ziel erreichen, wenn alle ausführenden Organsysteme wohl aufeinander abgestimmt funktionieren.

Literaturhinweise und Anmerkungen

[1] *Langer-Rühl*, H., *Muhar*, F., und *Coblenzer*, H.: Zwerchfelldynamik beim Atmen, Singen und Musizieren, Wiss. Film Nr. CTf 1424, Bundesstaatliche Hauptstelle für wiss. Kinematographie, Wien 1970.

[2] *Schaarschuch*, A.: Lösungs- und Atemtherapie bei Schlafstörungen, Bietigheim/Baden-Württemberg 1962.

[3] *Fuchs*, M.: Funktionelle Entspannung, Stuttgart 1974.

[4] *Coblenzer*, H., und *Muhar*, F.: Die atemrhythmisch angepaßte Phonation, Wiss. Film, Im Besitz der Verfasser, Wien 1965.

Coblenzer, H., *Muhar*, F., *Schmied*, E., und *Thoma*, H.: Praxis der atemrhythmisch angepaßten Phonation, Wiss. Film Nr. CTf 1514, Bundesstaatliche Hauptstelle für wiss. Kinematographie, Wien 1974.

Sittner, E.: Wege zum Kunstgesang, Wien 1968.

[5] *Fitz*, O.: Die Bedeutung der Körperhaltung und des Körperbaues für das richtige Singen. In: Folia phoniatrica 8, 1956.

[6] *Rutz*, O.: Sprache, Gesang und Körperhaltung, München 1911.

[7] *Aderhold*, E.: Körpermotorik und Sprechmotorik. Ein Beitag zur Sprecherziehung des Schauspielers. In: Wissenschaftliche Zeitschrift der Universität Halle-Wittenberg, Gesellschaft für Sprachwissenschaft, Reihe XI, Bd. 12, 1962.

[8] *Coblenzer*, H., und *Muhar*, F.: a. a. O.

Coblenzer, H., *Muhar*, F., *Schmied*, E., und *Thoma*, H.: a. a. O.

[9] *Schmitt*, J. L.: Atemheilkunst, München-Berlin 1956.

[10] *Alexander*, G.: Eutonie – Haltung und Bewegung in psychosomatischer Sicht. Vierzehn ausgewählte Beiträge, Ulm 1964.

Alexander, G.: Eutonie nach G. Alexander. In: *Stocvis*, B., und *Wiesenhütter*, E.: Der Mensch in der Entspannung, 3. Auflage, Stuttgart 1971, S. 220.

[11] *Mackenzie*, M.: Singen und Sprechen, Hamburg-Leipzig 1887.

[12] *Wolf*, E., und *Aderhold*, E.: Sprecherzieherisches Übungsbuch, Berlin 1972.

[13] *Glaser*, V.: Das Gamma-Nervenfasersystem (GNS) als psychosomatisches Bindeglied. In: Asklepios, 6. Jg., Heft 4, Juli 1965, S. 198–201.

[14] *Buytendijk*, J. J.: Allgemeine Theorie der menschlichen Haltung und Bewegung, Berlin-Göttingen-Heidelberg 1956.

[15] *Piiper*, J., und *Koepchen*, H. P.: Atmung. In: *Gauer*, O. H., *Kramer*, K., und *Jung*, R.: Physiologie des Menschen, Bd. 4, Wien 1973.

[16] *Schilling*, R.: Untersuchungen über das Stauprinzip. In: Zeitschrift für Hals-Nasen-Ohrenheilkunde I, Heft 3/4, 1922, S. 314.

[17] *Pahn*, J.: Stimmübungen für Sprechen und Singen, Berlin 1968.

[18] *Nadoleczny*, M.: Untersuchungen über den Kunstgesang, Berlin 1923.

[19] *Keidel*, W. D.: Kurzgefaßtes Lehrbuch der Physiologie, Stuttgart 1967.

[20] *Glaser*, V.: Sinnvolles Atmen, Berlin 1957.

[21] Unter *Tonus* versteht man ganz allgemein den Spannungszustand des ruhenden, nicht willkürlich kontrahierten Muskels, wobei der Begriff Ruhe nicht einheitlich definiert werden kann.

[22] *Alexander*, G. (1971): a. a. O.

[23] *Alexander*, G. (1964): a. a. O.

Alexander, G. (1971): a. a. O.

Glaser, V. (1965): a. a. O.

[24] *Acker*, W. R.: Japanese Archery, Tokyo 1965.

Acker, W. R.: Kyudo – Der Weg des Bogens, Wiss. Film Nr. FT 2076, Institut für Film und Bild, München 1973.

Herrigel, E.: Zen in der Kunst des Bogenschießens, Weilheim 1964.

[25] *Fitz, O.*: Schach dem Stottern, Freiburg im Breisgau 1961.
Schilling, R.: Das kindliche Sprechvermögen – Seine Entwicklung, seine Störung und seine Pflege im Bereiche der Erziehung, Freiburg im Breisgau 1956.
[26] *Vollmer, B.*: Erinnerungen an Josef Kainz (1904/05), Mitschrift aus persönlichem Nachlaß, In Privatbesitz von H. *Coblenzer*, 1952.
[27] *Geisner, H.*: Grundlagen der Schauspielkunst. In: Theater heute, Bd. 22, Velber bei Hannover 1965.
[28] *Winkler, Chr.*, und *Essen, E.*: Deutsche Sprechkunde und Sprecherziehung, Düsseldorf 1969.
[29] *Geissner, H.*: Rhetorik, München 1973.
[30] *Hey, J.*: Die Kunst der Sprache, bearbeitet von *Vollbach, F.*, Tübingen 1912.
[31] *Balser-Eberle, V.*: Sprechtechnisches Übungsbuch, 11. Auflage, Wien 1974.
[32] *Brown, W. E.*: Vocal wisdom–maxims of Lamperti, 8. Auflage, New York 1973.
[33] *Siebs, Th.*: Deutsche Aussprache, 19. Auflage, Berlin 1969.
[34] *Badura, B.*: Sprachbarrieren. Zur Soziologie der Kommunikation, Stuttgart 1971.
[35] *Weinert, H.*: Die Bekämpfung von Sprechfehlern, Berlin 1968.
[36] *Trojan, F.*: Der Ausdruck der Sprechstimme, Wien 1952.
[37] *Fitz, O.* (1961): a. a. O.
[38] *Schilling, R.* (1922): a. a. O.
[39] *Frank, F.*, und *Sparber, M.*: Stimmumfänge bei Erwachsenen aus neuer Sicht. In: Folia phoniatrica 22, 1970, S. 403.
Frank, F., und *Sparber, M.*: Über objektive Differenzierungsmöglichkeiten zwischen Kopfstimme, Falsett und Pfeifregister. In: Wiener Monatsschrift für Ohrenheilkunde, 106. Jg., 1972, S. 485.
[40] *Aderhold, E.*: Sprecherziehung des Schauspielers, Berlin 1963.
Impedanz = die Summe aller Widerstände in einem System (aus der Elektrizität übernommen; hier bedeutet es Einstellung der Stimme auf die jeweiligen Raumverhältnisse).

IV. Physiologisches Konzept der atemrhythmisch angepaßten Phonation

Bei der Beschreibung der verschiedenen Arten des Stimmgebrauchs und bei der Erklärung der einzelnen Übungsbeispiele wurde immer auf das zugehörige Funktionsprinzip eingegangen. Nun sollen die einzelnen physiologischen Hinweise zum besseren Verständnis zusammengefaßt dargestellt werden.

Mit der Stimme ist schon die Erzeugung des einfachen Vokals a auf ganz verschiedene Art möglich. Man kann diesen Laut im Kehlkopf produzieren und unter minimaler Zuhilfenahme von Ansatzrohr und Resonanzraum hervorbringen, man kann hierfür aber auch große seelische und körperliche Kräfte einsetzen. Gemäß den verschiedenen Arten des stimmlichen Ausdrucks wird auch das Zusammenspiel der einzelnen physiologischen Funktionssysteme unterschiedlich sein. Hier sollen jene Komponenten erläutert werden, die bei der atemrhythmisch angepaßten Phonation eine Rolle spielen. Dazu gehören:

- Sprechabsicht und Ausdruckswille
- gedanklich-assoziative Vorgänge
- Atmung
- Kehlkopf
- Ausformen des supraglottischen Raumes
- Artikulation
- subglottischer Raum – Resonanz
- Kontrolle der Stimme durch Muskelempfinden und Gehör
- Mimik und Gestik
- seelisch-körperliches Allgemeinbefinden – Emotion
- vegetative Körperfunktionen
- Reflexe in einem oder in mehreren der genannten Systeme
- körperliche Situation – Ruhe, Belastung
- Herz-Kreislauf-System
- Eingeweidetrakt
- Sprechsituation – Raumgröße, Partner bzw. Publikum

Wir müssen uns immer wieder vor Augen halten, daß die einzelnen Teilfunktionen beim Sprechen nicht nacheinander, sondern immer miteinander ablaufen. Weil das Zentralnervensystem die Fähigkeit zu integrativen Leistungen besitzt, dürfen wir annehmen, daß schon mit der Sprechabsicht die Impulse im Kehlkopf, in den Atemmuskeln, im Bereich des supraglottischen Raumes und in allen anderen angeführten Systemen gleichzeitig einsetzen. Die synchrone Funktion der Teilsysteme ist für die Stimmleistung entscheidend. Ihr Zusammenspiel gelingt am besten im Rhythmus, der alle biologischen Vorgänge durch den Wechsel von

Arbeits- und Erholungsphasen bestimmt. Rhythmus bei muskulärer Tätigkeit und im Ablauf vegetativer Funktionen bringt das Maximum an Ökonomie. Daher wurde bei den Übungen immer wieder unterstrichen, daß der Wechsel von Spannen und Lösen als Aktionsprinzip für den ganzen Menschen möglichst hoch entwickelt werden muß, weil damit die Voraussetzungen für eine ökonomische Stimmleistung geschaffen werden.

Der Mangel an Zusammenspiel zeigt sich in typischer Weise beim Stottern. Es ist bekannt, daß Stotterer besonders in Belastungssituationen und in der Emotion Schwierigkeiten haben, hingegen kaum beim Aufsagen betont rhythmischer Verse oder beim rhythmischen Sprechen in der Gemeinschaft, etwa beim Beten. Daher wird man diese Störung nicht isoliert an Kehlkopf, Atmung oder Artikulation behandeln, sondern versuchen, zur Koordination der Teilfunktionen zuerst ein rhythmisches Prinzip in Gang zu bringen.

Das Spannen und Lösen im Rhythmus läßt sich von den großen peripheren Muskelgruppen der Arme und Beine wesentlich leichter erarbeiten als im Bereiche der kleinen Muskeln, besonders des Stimmorgans. Die kleinen Muskeln aber werden dann leicht in die Rhythmik der großen hineingezogen. Alle Bewegungshilfen für das Abspannen folgen diesem Grundsatz. Zuerst wird man nur große Spannungsunterschiede merken, später jedoch auch geringe Spannungsschwankungen empfinden lernen. Dann folgt das willkürliche Einstellungsvermögen der muskulären Spannungen. Das Ziel ist der Eutonus, also das Auffinden und Wiedereinstellen eines Zustandes, der weder Schlaffheit noch Verkrampfung zeigt, sondern bei dem sich die gesamte Muskulatur in einer mittleren elastischen Spannung befindet. In diesem Eutonus ist die Spannung auf alle Muskelpartien gleichmäßig verteilt, Aufmerksamkeit und Reflexerregbarkeit sind gesteigert, und die Empfindung für Sinneseindrücke ist erhöht. Jede Sprechabsicht sollte derartige muskuläre Vorbedingungen zur Verfügung haben.

Auch eine Steigerung der Aufmerksamkeit, die Absicht zu sprechen oder etwas zu tun sowie die Emotion bewirken eine Tonuserhöhung der Muskulatur. Diese Erscheinung ist uns aus dem Bereich der Sinnesorgane vertraut. Dabei wird aus dem Sehen ein Spähen, aus dem Hören ein Lauschen, aus dem Anfassen ein Anfühlen usw. Bei Vorgängen, die nach diesem Prinzip zustandekommen, sind alle Teilbewegungen bestens aufeinander abgestimmt, weil sie ja nie isoliert ausgeführt, sondern stets von einem gemeinsamen, übergeordneten Prinzip gesteuert werden. Bei intentional-eutoner Einstellung wird der zentrale Ausdrucksentwurf in den peripheren Erfolgsorganen am besten realisiert. Die mimische Muskulatur und die Gestik folgen der Sprache zwanglos, sie sind demnach richtig angepaßt, der Ausdruck wirkt echt.

Das Sprechen vollzieht sich im Wechselspiel von Vokalen und Konsonanten, wobei die größere Bedeutung einer präzisen Konsonantierung zukommt. Die Konsonanten sind nur dem Menschen eigen und bilden den Hauptunterschied zwischen unserer Sprache und dem Signalsystem der Tiere. Sie entscheiden beim Sprechen über die Verständlichkeit und beim Singen darüber, ob sich der Solist aus dem Orchester heraushebt.

Mit der Absicht, einen Ton zu produzieren, werden die Stimmbänder in einen erhöhten Spannungszustand versetzt, und ihre Länge wird eingestellt, für hohe Töne kürzer und für tiefe Töne länger. Diese Einstellungen werden von den inneren Kehlkopfmuskeln besorgt, und zwar auf Grund der zentralen Impulse und unter der Kontrolle des Gehörs. Die nervösen Impulse laufen über den unteren Kehlkopfnerv (Nervus laryngeus inferior), einen Ast des Nervus vagus. Bei Einstellung in mittlerer elastischer Spannung genügt ein geringer Anblasedruck von 10 bis 20 cm H_2O, um die Stimmbänder in Bewegung zu setzen. Bei Untersuchungen haben die Verfasser gesehen, daß dieser Anblasedruck innerhalb von 0,2 Sekunden auf einen wesentlich niedrigeren Betriebsdruck von 4 bis 6 cm H_2O zurückgenommen werden kann.

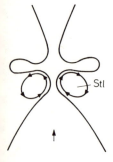

Die Schwingungen der Stimmlippen sind sogenannte selbsterregte Schwingungen. Als Energiequelle dient die von der Lunge unter geringem Druck nach oben strömende Atemluft. Wenn die Schwingungen einmal in Gang gekommen sind, dann regulieren sie ihre Energiequellen selbst, und die fortwährende Unterbrechung des Atemstromes durch Schließen und Öffnen der Stimmritze hält die Stimmbandschwingungen in Gang. Diese Bewegung besteht nicht in einem Öffnen und Schließen der Stimmritze in horizontaler Richtung, in Form einer Bewegungsumkehr, sondern vollzieht sich in einer auswärts abrollenden Bewegung in der gleichen Richtung. Dabei öffnet und schließt sich die Stimmritze in der Frequenz des Tones. Der Anblasedruck drängt zuerst die unteren Anteile der Stimmlippen auseinander, wobei die oberen einander noch berühren, und sobald die oberen auseinanderweichen, kommen die unteren wieder zusammen. Dieses abwechselnde Sichberühren der oberen und unteren Stimmlippenränder kommt also nicht durch eine Bewegungsumkehr in vertikaler Richtung zustande, sondern geschieht nacheinander im Verlaufe der elliptischen Abrollbewegung beider Stimmbänder. Bei diesem Schwingungsmodus ist die Beanspruchung der bewegten Teile gering, und der Energieverbrauch wird niedrig gehalten, weil sich dieser Vorgang teilweise aus sich selbst erneuert.

Selbstverständlich ist es möglich, mit wesentlich höherem Atemdruck zu beginnen. Dies ist aber unökonomisch, und der Ton klingt hart und gepreßt. Eine voll klingende, tragende Stimme kann mit ausgesprochen niedrigem Atemdruck erreicht werden. Die Lautstärke sollte nämlich ganz allgemein nicht mit Druckerhöhung bewerkstelligt, sondern durch geschickte Ausformung des supraglottischen Raumes und durch Einschaltung der Resonanz im supra- wie im subglottischen Raum gewonnen werden. Es ist einleuchtend, daß die bei der Stimmerzeugung im Kehlkopf bewegten, subtilen Teile nur dann ihrer Aufgabe gerecht werden können, wenn rohe Kräfte ferngehalten werden. Dazu zählen in erster Linie ein hoher Atemdruck und Verspannungen der Kehlkopfmuskulatur.

Die äußeren Halsmuskeln und die Haltemuskulatur des Kehlkopfes werden aus den gleichen Abschnitten des Rückenmarks innerviert. Dieser Umstand erlaubt uns, von dem durch Sehen und Betasten leicht erkennbaren Spannungszustand der äußeren Halsmuskeln einen Rückschluß auf die jeweiligen Spannungsbedingungen im Kehlkopf zu ziehen. Im Stimmunterricht ist daher besonders darauf zu achten, daß der Kehlkopf frei von störenden Verspannungen agieren kann. Ganz besonders bei der Feineinstellung und der hohen Schwingungsfrequenz der Stimmlippen kann kein Detail vom Stimmbildner sozusagen isoliert erübt werden. Nur die über das Nervensystem erfolgende Gesamteinstellung ist in der Lage, den Ton optimal anzustimmen und zu halten. Das Stimmorgan selbst soll nur entsprechend vorbereitet, das heißt in eine eutone Ausgangsposition gebracht werden.

Man kann sich leicht vorstellen, daß durch die Stimmbandschwingungen die Luft sowohl oberhalb wie auch unterhalb des Kehlkopfes in Schwingungen versetzt wird. Diese Resonanz wird umso besser sein, je konstanter die Luftmenge im System bleibt. Wenn man etwa beim Singen zuviel Luft verströmen läßt, dann fällt die Resonanz zusammen. Es ist daher notwendig, bei allen Formen der Phonation dem Verströmen der Luft entgegenzuwirken. Dies geschieht mit Hilfe der sogenannten Tonstütze. Unter „Tonstütze" versteht man die Summe aller Kräfte, die dem Ausströmen der Luft während der Phonation entgegenwirken. Weil der wirksamste Atemmuskel das Zwerchfell (Diaphragma) ist, wird die Zwerchfellstütze den höchsten Grad an Ökonomie bringen.

Die Phonation geschieht in der Ausatmungsphase, in der die Zwerchfellspannung nachläßt. Die Stützfunktion wird demnach dann erfüllt werden, wenn das Diaphragma auch während der Phonation, also im Verlaufe der Ausatmungsphase, seine inspiratorische Aktivität beibehält. Hierdurch kann es für den Luftverbrauch eine Zügelfunktion erfüllen. Die einzelnen Muskelpartien des Zwerchfells entspringen zirkulär an der inneren Leibeswand und bilden eine nach oben zu kuppelartig geformte, horizontale Trennwand zwischen Brust- und Bauchraum. Durch entsprechende Schlitze führen Speiseröhre und große Gefäße. Für die Lage des Diaphragmas im Organismus ist zunächst einmal die Druckdifferenz zwischen den beiden Räumen entscheidend. Bei Fettleibigkeit, aber auch bei hohem Gasgehalt der Eingeweide und bei vollem Magen ist der

Druck im Bauchraum erhöht, wodurch Zwerchfellhochstand gefördert wird. Bei krankhafter Überblähung der Lunge, etwa bei Bronchialasthma, überwiegt der Druck im Brustraum, wodurch Zwerchfelltiefstand zustandekommt.

Darüber hinaus ist es der Zwerchfelltonus, der die Position bestimmt. Eine Erhöhung dieser Spannung führt zum Tiefertreten mit gleichzeitigem Seitwärtsheben der Rippen. Diese beiden Teilfunktionen führen zur Erweiterung des unteren Brustraumes und damit zur Einatmung. Von außen her läßt sich der Umfang dieser Atmung an der Erweiterung im Gürtelbereich erkennen. Die Zwerchfellbewegung selbst ist nur auf dem Röntgenschirm zu verfolgen.

Unter Ruhebedingungen ist nur für die Einatmung Muskelarbeit erforderlich. Die Ausatmung geschieht mit dem Nachlassen der Muskelkraft von selbst, sie wird vor allem von der Elastizität der Lunge besorgt.

Die Zwerchfellatmung ist deshalb besonders ökonomisch, weil mit dem Tiefertreten der großflächigen Kuppel um nur 1 cm bereits etwa 300 ml Luft in die Lunge hineingezogen werden. Darüber hinaus sind die unteren Lungenabschnitte normalerweise auf Grund der Schwerkraftwirkung auch besser durchblutet als die oberen. Gute Belüftung der basalen Lungenanteile bietet daher die Gewähr dafür, daß der Gasaustausch dort vor sich geht, wo die besten Durchblutungsbedingungen gegeben sind.

Je mehr sich die Atembewegungen hingegen vom Gürtelbereich nach oben verschieben, umso weniger ökonomisch wird der gesamte Atemvorgang. Um nämlich die gleiche Menge Luft zu befördern, müssen aufwendigere Bewegungen durchgeführt werden, wie etwa das Heben des ganzen Schultergürtels. Belüftung und Durchblutung sind dann nicht mehr in wünschenswerter Weise aufeinander abgestimmt. Auch die Elastizität der Lunge ist in den oberen Partien weniger wirksam, weshalb die Ausatmung meist mit der Atemhilfsmuskulatur bewerkstelligt werden muß.

Abgesehen von den erwähnten Druckdifferenzen im Brust- und Bauchraum, steht das Zwerchfell einmal etwas höher, ein andermal etwas tiefer. Seine jeweilige Position ist für die Atemmittellage verantwortlich. Darunter versteht man jenen Zustand, in dem Ein- und Ausatmungskräfte einander das Gleichgewicht halten. Bei Körperruhe wird die Einatmung von Zwerchfell und äußeren Interkostalmuskeln besorgt, die Ausatmung von den inneren Interkostalmuskeln und der Lungenelastizität. Diese ist eine Gewebskonstante, die sich ebenfalls nicht kurzfristig ändert.

Da die Einatmungsmuskeln mengenmäßig einen größeren Anteil ausmachen als die Ausatmungsmuskeln, wird die Atemmittellage praktisch vom jeweiligen Spannungszustand des Zwerchfells bestimmt. Jeder intentional angelegte Bewegungsvorgang bringt mit der Erhöhung des Muskeltonus Einatmungstendenz und schon durch geringes Tiefertreten des Zwerchfells reichlich Luftgewinn. Die Verfasser konnten beim Vortragen eines emotionell geladenen Textes mit Hilfe der Elektromyographie, mit der die elektrischen Potentiale des Muskels gemessen werden, eine zunehmende Aktivität des Diaphragmas im Verlaufe der Phonation nachweisen. Aufmerksamkeitssteigerung, geistige Zuwendung zum Partner und Emotion sind also tatsächlich in der Lage, beim Sprechen und Singen eine inspiratorische Spannung während der Phonationsphase wirksam werden zu lassen, womit eine ideale „Tonstütze" zur Verfügung steht.

Das Zwerchfell hat auch eine wichtige funktionelle Verbindung mit dem Kehlkopf. Normalerweise ist jede Abwärtsbewegung des Diaphragmas mit einem Auseinanderweichen der Stimmbänder, also mit Öffnen der Stimmritze verbunden. Dadurch findet die Luft bei Zwerchfellatmung ein weit geöffnetes Einlaßventil. Je größer diese Öffnung ist, umso weniger kommt es daher zu einem Atemgeräusch. Wenn ein Sprecher oder Sänger erst einmal den muskulären Spannungswechsel beherrscht, so wird das tonisierte Zwerchfell im Moment der Abspannung nach unten federn, die Stimmbänder weichen weit auseinander, und der Phonierende kommt schnell, mühelos und geräuschlos zu Luft.

Viele der angeführten Übungen zielen darauf ab, für die Phonation eine Grundspannung mit Inspirationstendenz zu erarbeiten, etwa nach dem Prinzip des Gummiballons bei der Autohupe. Wenn man den Gummiballon am Ende des Huptones losläßt, füllt er sich augenblicklich wieder mit Luft. Wenn der Phonierende am Ende der Phrase auf Vokal oder Konsonant die Ventilspannung löst, also abspannt, so kommt es zu einer reflektorischen Inspiration. Der elastischen Kraft des Gummiballons entspricht hier der Tonus des Zwerchfells. Beim korrekten Abspannen erfolgt die Luftergänzung nach Messungen der Verfasser in weniger als 0,2 Sekunden.

Unter eutonen Bedingungen kann die Intention mit ihrer Tonuserhöhung im Zwerchfell allein eine Inspiration auslösen, die völlig ausreicht, um aus der Atemmittellage heraus zu sprechen oder zu singen. Einmal wird dies durch die intentionale Zuwendung des Redners zu seinem Publikum, ein anderes Mal durch das intentionale Einnehmen der Bereitschaftsstellung des Sängers erreicht werden. Auch im weiteren Verlauf der Phonation vollzieht sich die Luftergänzung von selbst, wenn regelmäßig abgespannt wird, wie es der sprachliche oder musikalische Rhythmus vorgibt. Die dazu notwendige Tonisierung des Zwerchfells bleibt so lange erhalten, wie die Intention wirksam ist. Dies bedeutet für das Gespräch, daß der Kontakt zwischen den Partnern nicht verlorengehen und bei der Ausdrucksgestaltung der Kontakt zwischen Schauspieler und Publikum nicht abreißen darf.

Das Beispiel der Pendelbewegung kann als Vorstellungshilfe für die Stimmatmung dienen; man läßt dabei die Phonation nach Art eines Pendels zum Partner oder zum Publikum hinschwingen, mit dem Abspannen, der Pendelumkehr, kommt die Luft von selbst wieder in die Lunge. Auf diese Weise holt man nicht Luft, sondern läßt sich inspirieren.

Nun zum supraglottischen Raum. Darunter versteht man alle oberhalb der Stimmbänder gelegenen Höhlenbildungen, die untereinander in offener Verbindung stehen, also die Morgagnischen Taschen, das sind die Nischen zwischen Stimmbändern und Taschenbändern, den Nasen-Rachen-Raum und die Mundhöhle. Die Beschaffenheit dieser Räume ist für Klangfarbe, Modulation und Tragfähigkeit der Stimme von größter Bedeutung. Schon die Anlage, etwa Größe und Form der Morgagnischen Taschen, läßt darauf schließen, ob eine Stimme zu hoher Qualität gebracht werden kann.

Die Art der Ausbildung des supraglottischen Schwingungsraumes und das Hinlenken der Schwingungen an bestimmte Tonansatzpunkte stellen den Hauptunterschied zwischen Sprechen und Singen dar. In diesem Raum, dem sogenannten Ansatzrohr, vollzieht sich auch die Artikulation. Für die Entstehung der Konsonanten ist es notwendig, daß an entsprechenden Hemmstellen ein Ventilmechanismus in Funktion tritt. Das Ventil kann plötzlich geöffnet werden, wie bei den Verschlußlauten b, p, d, t, g, k, oder die Ventilöffnung wird so verkleinert, daß die durchströmende Luft ein Reibegeräusch erzeugt, wie bei f, v, w, s, sch, ch. Im Rahmen der Stimmerziehung soll der supraglottische Raum möglichst groß und leicht umformbar gemacht werden.

Die atemrhythmisch angepaßte Phonation mit ihren Vorzügen für Ökonomie und Kontakt ist auch an ein korrektes Lösen der Ventilspannung von den Mundlippen bis zu den Stimmlippen gebunden; mit anderen Worten: wer nicht korrekt artikuliert, der wird auch keine Reaktion im Zwerchfell erfahren. Daraus ergibt sich die Notwendigkeit, daß auch für die Artikulationsmuskeln eutone Vorbedingungen geschaffen werden.

Der Eutonus ist unteilbar. Man kann ihn nicht an einer einzigen Muskelgruppe üben und auch nicht beschränkt über ihn verfügen.

Vergrößerung und Umformbarkeit des supraglottischen Raumes werden am besten über das Gähnen erreicht. Das Gähnen durchzieht das gesamte Phonationssystem, von den Lippen bis zum Zwerchfell. Dabei werden die Lippen gespannt, Mund- und Rachenhöhle erweitert, die Stimmritze weit geöffnet, und das Zwerchfell zieht tief, sodaß der Gürtelbereich gedehnt wird. Die Lunge wird dadurch ausgiebig mit Luft gefüllt, die zwischen beiden Lungenhälften eingebetteten und mit dem Zwerchfell verbundenen Organe werden einschließlich des Kehlkopfes insgesamt nach unten gezogen. Auf diese Weise gewinnt der Kehlkopf eine besonders vorteilhafte Position für die Stimmerzeugung.

Das vorgelegte physiologische Konzept der atemrhythmisch angepaßten Phonation stützt sich einerseits auf wissenschaftliche Messungen, anderseits auf Beobachtungen im pädagogischen Alltag. Es kann Standardwerke der Atem- und Stimmphysiologie nicht ersetzen, sondern soll lediglich helfen, die Übungsarbeit zu erleichtern.

Schlußbemerkung

Es war ein Anliegen dieses Buches, dem Leser Informationen über die wesentlichen physiologischen Vorgänge beim Sprechen und Singen zu vermitteln. Es wurde auf fehlerhaften Stimmgebrauch und dessen Folgen aufmerksam gemacht.

Nur wenn es gelingt, den Leser von den Vorzügen einer atemrhythmisch angepaßten Phonation zu überzeugen, wird dieser auch zum Üben bereit sein. Dann wird sein Fortschritt, über die Anlage hinaus, weitgehend vom Fleiß abhängen.

Richtiges Üben bedeutet, jede Gelegenheit im Alltag spielerisch zu nützen, nicht aber, nur zu besonderen Anlässen irgendeine Stimmübung zu machen.

Atem und Stimme formen die Persönlichkeit. Sie zu bilden ist ein Vorgang, mit dem der Mensch reift.

Nachwort

Dieses Buch ist nach mehr als zehnjähriger Zusammenarbeit von den Autoren Zeile um Zeile gemeinsam geschrieben worden. Vorher hat jeder etwa ein Jahrzehnt lang eigene Erfahrungen im Bereich der Stimmpädagogik bzw. der klinischen Atemphysiologie sammeln können. Die gemeinsame Arbeit wurde vom ehemaligen Leiter der Stimm- und Sprachambulanz der II. Hals-, Nasen-, Ohrenklinik in Wien, Herrn Prof. Dr. F. Trojan †, angeregt. Die Bearbeitung des Themas „Atem und Stimme" erfolgte zuerst ganz allgemein, später mit dem Ziel, eine möglichst ökonomische Phonationsatmung herauszuarbeiten. Das Thema „Phonationsatmung" ist sehr umfangreich und bisher wissenschaftlich nicht ausgiebig genug behandelt worden, es lieferte Stoff für die Dissertation bzw. Habilitation der Autoren. Eine Reihe von Persönlichkeiten, denen die Autoren begegnet sind, haben wesentlichen Anteil daran, daß die bisherigen Ergebnisse erreicht werden konnten.
Als Lehrern in dieser Sache sei gedankt: Frau J. Koch-Bauer und Herrn H. H. Koch, ehemals Schauspieler in Bochum, Herrn Prof. Dr. S. Schmitt †, ehemals Intendant am Schauspielhaus in Bochum, Herrn H. Hilpert †, ehemals Intendant am Deutschen Theater in Göttingen, und Herrn B. Vollmer †, ehemals Sprachmeister in Göttingen. Für weitere entscheidende Anregungen und Hinweise auf praktische Arbeitsweisen sei gedankt: Herrn Dipl.-Sprecherzieher E. Aderhold, Deutsches Theater, Berlin, DDR, Frau G. Alexander, Gerda Alexander-Schule, Kopenhagen, Herrn Dr. med. U. Derbolowsky, Hamburg, Herrn Prof. O. Fitz †, Wien, Herrn Dr. med. V. Glaser, Freudenstadt, Frau J. Holler v. d. Trenck †, Medauschule, Coburg, Herrn Burgschauspieler W. Krauß †, Herrn Dr. med. K. O. Kuppe, Bad Wörishofen, Frau Prof. H. Langer-Rühl, Wien, Herrn Prof. J. Maschkan, Wien, Frau Prof. I. Middendorf, Berlin, Frau A. Schaarschuch, Hahnenklee, Harz, Herrn Prof. Dr. med. K. P. Schaefer, Göttingen, Frau G. Schümann, ehemals Leiterin der Schule Schlaffhorst-Andersen in Celle, Herrn Dr. med. A. Stampa, Wacken, Holstein, und Herrn Prof. Dr med. W. Zenker, Wien.
Bei zahlreichen experimentellen Untersuchungen haben wesentliche Beiträge geleistet: die Herren Dr. J. Lempert, Prof. E. Schmied und Dipl.-Ing. Doz. Dr. H. Thoma, alle Wien.
Für die wissenschaftliche Förderung sei gedankt: dem Leiter des Max Reinhardt-Seminars, Herrn o. Prof. Dr. H. Schwarz, dem ehemaligen Rektor der Hochschule für Musik und darstellende Kunst in Wien, Herrn Prof. Dr. H. Sittner, den Vorständen der II. Wiener Chirurgi-

schen Universitäts-Klinik, Herrn Prof. Dr. H. Kunz und Herrn Prof. Dr. J. Navrátil, den Vorständen des Instituts für Theaterwissenschaft, Herrn Prof. Dr. H. Kindermann und Frau Prof. Dr. M. Dietrich, sowie Herrn Dr. W. Greisenegger.
Herzlichst gedankt für die persönliche Unterstützung sei auch Herrn Bundesminister a. D. Bürgermeister L. Gratz, Herrn Ministerialrat Dr. H. Temnitschka vom Bundesministerium für Unterricht und Kunst und Herrn Präsidenten Dr. E. Thalhammer.

Wien, im Jänner 1976

Horst Coblenzer								Franz Muhar

Sachregister

Abspannen **70**, 71–82
Ach-Laut 95 f.
Anblasedruck 106
Ansatzrohr 84
Appoggio 68
Artikulation, Hemmstellen 90
–, nachlässige oder übertriebene 9 f.
–, plastische **89–96**
Atem, langer 20, 80
Atembasis 43
Atemdruck 69–84
Atemempfinden 25
Atemholen 19
Atemmittellage **16 f.**, 108
Atemmuskeln 41
Atemnot 23
atemrhythmisch angepaßte Phonation 5, **20**, 25–103
Atemzeichen **74**
Atmung **6**, 54–56
–, Ökonomie der 15–24
Aufbereitung, muskuläre 87
Aufmerksamkeit, Steigerung der 17, 34
Auftriebsprinzip 27
Ausatmungsmuskeln 108

b 91 f.
Balancieren 64 f.
Begleitempfindung 85
Bereitschaftsstellung 35 f., 57
Bewegungshilfen 78
Bewegungsvorgänge 57–66
Bogenspannen 67 f.

d 92–94
Dialekt 88
Durchlassen 27
Dystonie, vegetative 22, 33

Einatmungsmuskeln 108
„Einsammeln" 83
Einsatz, weich-elastischer 97 f.
Einstellungshilfe 35
Einstellungsvermögen, willkürliches 105
„elastische Spannhalte" 68

Emotion 23
Endsilben, Verschlucken der 9 f.
eutone Einstellung **36**
eutone Haltung 36

Filmriß 23
Formungswille 87, 91

Gähnen 42 f.
Gähnspannung **44**
Gegenspannung, inspiratorische 68
gehobene Sprache 88
geistige Spannung 34–36
Geste **6**
Gestik und Mimik, mangelnde Abstimmung 9–11
Gliederung, rhythmische **18–21**
Gürtelbereich 43

h 96
Haltung 26, 38–41
–, als geistig-muskuläres Phänomen 36
–, eutone 36
Haltungsschäden 49
Haltungsverbesserung 39
Hauptfehler beim Sprechen 9
Hemmstellen, artikulatorische 90

Ich-Laut 95 f.
Impedanz 103
Impedanzprobe nach Egon Aderhold 99
Indifferenzlage 9, 12 f., **98 f.**
Inspiration 54–56
inspiratorische Gegenspannung 68
Inspirieren 32
Intention **54–56**

Kehlkopfnerv 106
Knödeln 9, 12
Konsonantensprechen 87
Kontakt 20
Kontrollempfinden 20, 31
Kopfhaltung 29
Korkensprechen 86–89
Körperempfindung 26
Körperposition 29 f.

l 92–94
Luftergänzung 70
Luftholen 17
Luftschnappen **15**, 23
Luftverbrauch 15

Mimik und Gestik, mangelnde Abstimmung 9–11
Minimallufttheorie 15
Mitteilungswille 91
Muskelaktivierung 100 f.
Muskelspannungen 26–28
muskuläre Aufbereitung 87
muskuläre Spannung 26, 34–36, 105

nachlässige Artikulation 9 f.
Nackenaufrichten 40 f.
Näseln, offenes 9, 11 f.
Nasenresonanz 45
ng 63

Ökonomie der Atmung **15–24**
ökonomische Stimmleistung 8

p 91 f.
„Partyeffekt" 56
Pausenzeichen **74**
Phonation, atemrhythmisch angepaßte 5, **20**, 25–103
Phonationsatmung 21–24
plastische Artikulation **89–96**
plastisches Artikulieren an den Lippen 91 f.
– an den Stimmlippen 96
– an Zunge, Gaumen und Rachenwand 95 f.
– an Zungenrücken und Gaumen 95
– an Zungenspitze und oberer Zahnreihe 92–94
Pressen 9, 11

r 92–94
Reihenzählen 70
Resonanz 107
rhythmische Gliederung **18–21**
Rhythmus **7 f.**
Ruheatmung 41

s 92–94
Schaukelstuhl **31–34**
Sigmatismus 94
S-Laute 94
Spannen und Lösen der Muskeln 25

Spannung, geistige 34–36
–, muskuläre 26, 34–36, 105
Spannungsempfinden 20
Spannungspausen 80
Spannungsregulation 63 f.
Sprach-Barriere 88
Sprache, gehobene 88
Sprech-Barriere 88
Stimmeinsatz **97 f.**
Stimmleistung, ökonomische 8
–, unökonomische **8–14**
Stimmlippen 106
Stimmregister 98
Stimmritze (Glottis) 84
Störungen, vegetative 16
Streß 23
supraglottischer Raum 84

Tonqualität 29 f.
Tonstütze 67–69, 107
Tonus 102
Tonuserhöhung 59
Tonusregulation 62

„Überspannung" 59
übertriebene Artikulation 9 f.
Umgangssprache 88
Unausgeglichenheit, vegetative 21
unökonomische Stimmleistung **8–14**
„Unterspannung" 59

vegetative Dystonie 22, 33
– Störungen 16
– Unausgeglichenheit 21
Ventilspannung 71
Ventiltönchen nach Rudolf Schilling 97
Verhauchen 9, 11
„Versammeln" 58
Verschlucken der Endsilben 9 f.
Vitalkapazität 17

weich-elastischer Einsatz 97 f.
Weitung 42
willkürliches Einstellungsvermögen 105

Zäpfchen-R 93
Zungenspitzen-R 93
Zuwendung 26, 100 f.
Zwerchfell **41**, 44
–, Zügelfunktion 44, 53
Zwerchfellatmung 108

Inhaltsverzeichnis

Einleitung 5
I. Über die verschiedenen Arten des Stimmgebrauchs im Alltag 6
   1. Die Stimme als Ausdrucksmittel 6
   2. Stimme und Rhythmus 7
   3. Woran erkennt man vorteilhaft-ökonomisches und nachteilig-
      unökonomisches Sprechen? 8
      Ökonomische Stimmleistung 8
      Unökonomische Stimmleistung 8
   Literaturhinweise und Anmerkungen 14

II. Die Ökonomie der Atmung beim Stimmgebrauch 15
   1. Luftverbrauch bei der Phonation 15
   2. Das Atmen zu Beginn der Phonation 15
   3. Sprechen und Singen im Bereich der Atemmittellage 16
   4. Die rhythmische Gliederung der Phonation 18
   5. Die Bedeutung der Phonationsatmung für die Gesundheit 21
   Literaturhinweise und Anmerkungen 24

III. Der Weg zu einer atemrhythmisch angepaßten Phonation – Übungen
    und Erklärungen 25
   1. Den Atem empfinden lernen 25
      Übung 1: Erstes Atemempfinden im Stehen 25
      Übung 2: Erstes Atemempfinden im Liegen 26
   2. Muskelspannungen empfinden lernen 26
      Übung 3: Auftriebsprinzip 27
      Übung 4: „Stehendes Pendel" 28
   3. Erstes Kontrollempfinden für die eigene Stimme 29
      Übung 5: Änderung der Tonqualität in Abhängigkeit von
      der Kopfhaltung 29
      Übung 6: Änderung der Tonqualität in Abhängigkeit von
      der Körperposition 29
   4. Bewegung, Atmung und Ton im Rhythmus 30
      Übung 7: Lassoschwingen 30
      Übung 8: Im Schaukelstuhl 31
   5. Das Zusammenspiel geistiger und muskulärer Spannung 34
      Übung 9: Zuhören beim Vortrag 34
      Übung 10: Aufrichten zur Bereitschaftsstellung 35
   6. Erste Atemführung 36
      Übung 11: Eine Kerze ausblasen 36
   7. Haltung 38
      Übung 12: Haltungsverbesserung im Gehen 38
      Übung 13: Haltungsverbesserung im Sitzen 39
      Übung 14: Nackenaufrichten mit elastischer Hilfe 40
   8. Muskuläres Training für die Stimmatmung 41
      Übung 15: Gähnen 42
      Übung 16: Erstes Kontrollempfinden für das Zwerchfell bei
      der Stimmtätigkeit 44
      Übung 17: Erheben aus der Hocke mit Ton 44

Übung 18: Rückenrolle mit Ton 45
Übung 19: Beckenschaukel 46
Übung 20: Bärensitz 47
Übung 21: Wasserschilaufen 48
Übung 22: Rückendehnen im Stehen 49
Übung 23: Rückendehnen beim Bücken 50
Übung 24: Sacktragen 50
Übung 25: Reiter und Pferd 51
Übung 26: Sitzwippe 52
Übung 27: Kreuzwippe 52
Übung 28: Hirschkampf 53
9. Atmung und Intention 54
Übung 29: Inspiration durch Zuwendung – Sehen, Betrachten 54
Übung 30: Inspiration durch Zuwendung – Lauschen 55
Übung 31: Inspiration durch Zuwendung – Riechen 55
Übung 32: Inspiration durch Zuwendung – Tasten 55
10. Gegenüberstellung von mechanischen und intentionalen
 Bewegungsvorgängen 57
Übung 33: Das Bücken als mechanische Übung und als
 zielgerichteter Vorgang 57
Übung 34: Heben der Arme und Dirigieren 57
Übung 35: Gartest 60
Übung 36: Händedruck 61
Übung 37: Händeauflegen nach Art des Arztes 62
Übung 38: Spannungsregulation im Sitzen 63
Übung 39: Balancieren 64
Übung 40: Balancieren mit A, B, C 65
11. Das Bogenspannen als intentionaler Vorgang –
 ein Weg zur sogenannten Tonstütze 67
Übung 41: Bogenspannen ohne und mit Ton 67
12. Das rhythmische Spannen und Lösen des Atemdrucks
 beim Sprechen und Singen 69
Übung 42: Reihenzählen bis 25 70
Übung 43: Zählen mit betont langen Zwischenpausen 70
Übung 44: Abspannen mit t 71
Übung 45: Abspannen mit elastischer Hilfe 71
Übung 46: Abspannen mit Hilfe des Bali-Gerätes 72
Übung 47: Abspannen mit Lokomotivespielen 72
Übung 48: Abspannen mit Ballwerfen 75
Übung 49: Abspannen mit Ballwerfen zum Partner 76
Übung 50: Abspannen mit Pingpongspielen 76
Übung 51: Abspannen mit Emotionshilfen 77
Übung 52: Abspannen im Stil einer Litanei 77
Übung 53: Abspannen mit Liedern 78
Übung 54: Abspannen mit Gedichten 79
Übung 55: Abspannen beim Märchenerzählen 81
Übung 56: Abspannen beim Briefdiktat 82
Übung 57: Ratschläge für den Vortrag 82
13. Artikulation und Stimme als Regler der Atmung 84
Übung 58: Wie man mimische Muskulatur und Zunge
 geschmeidig macht 85
Übung 59: Das Korkensprechen 86

14. Die plastische Artikulation 89
    Übung 60: Arm- und Beinmuskeln als Schrittmacher
    für das Artikulieren 89
    Übung 61: Plastisches Artikulieren an den Lippen (b, p) 91
    Übung 62: Plastisches Artikulieren an Zungenspitze und
    oberer Zahnreihe (d, l, r, s) 92
    Übung 63: Plastisches Artikulieren an Zungenrücken und
    Gaumen (ng) 95
    Übung 64: Plastisches Artikulieren an Zunge, Gaumen
    und Rachenwand (Ach- und Ich-Laut) 95
    Übung 65: Plastisches Artikulieren an den Stimmlippen (h) 96
15. Der Stimmeinsatz 97
    Übung 66: Vorübung zum weich-elastischen Einsatz –
    das Ventiltönchen nach Rudolf Schilling 97
    Übung 67: Der weich-elastische Einsatz 97
16. Indifferenzlage 98
    Übung 68: Das Auffinden der Indifferenzlage 98
17. Anpassung der Stimme an den Raum 99
    Übung 69: Impedanzprobe nach Egon Aderhold 99
18. Steigerung der Zuwendung durch Muskelaktivierung 100
    Übung 70: Muskelaktivierung durch Druck 100
    Übung 71: Muskelaktivierung durch Zug 101
Literaturhinweise und Anmerkungen 102

IV. Physiologisches Konzept der atemrhythmisch angepaßten Phonation 104

Schlußbemerkung 112

Nachwort 113

Sachregister 115